Louis XIV un souverain diabétique

ou

De Regis Gallicorum re medica

Médecine à travers les siècles

Collection dirigée par le Docteur Xavier Riaud

L'objectif de cette collection est de constituer « une histoire grand public » de la médecine ainsi que de ses acteurs plus ou moins connus, de l'Antiquité à nos jours.
Si elle se veut un hommage à ceux qui ont contribué au progrès de l'humanité, elle ne néglige pas pour autant les zones d'ombre ou les dérives de la science médicale.
C'est en ce sens que – conformément à ce que devrait être l'enseignement de l'histoire –, elle ambitionne une « vision globale » et non partielle ou partiale comme cela est trop souvent le cas.

Dernières parutions

Xavier RIAUD, *Petit manuel historique de l'odontologie du sport*, 2021.
Michel A. GERMAIN, *Médecines antiques des Romains et des Germains. Confrontation et analyse*, 2021.
Ali HAMDAN, *De la médecine coloniale à la santé communautaire au Sénégal*, 2020.
Geneviève HERY-ARNAUD, Dominique LE NEN, *Pierre Le Damany, grand médecin breton. Souvenirs d'un étudiant en médecine, Rennes (1887-1891)*, 2020.
Xavier RIAUD, *Carnet de voyage académicien d'un historien de la médecine*, 2020.
Xavier RIAUD, *La Greffe générale. Journal satirique des blessés de la face de l'hôpital du Val-de-Grâce (1917-1918)*, 2020.
Pierre AUBRY, avec la collaboration de Bernard-Alex GAÜZERE, *Médecins et expéditions coloniales françaises au XIXe siècle (Afrique Noire et Madagascar)*, 2020.
Philippe SCHERPEREEL, *Le sang, imaginaire et réalités. Des excès de la saignée à la transfusion sanguine*, 2020.
Georges TRAVERT, *La mucoviscidose. Histoire d'une aventure médicale et humaine*, 2019.
Maître Antoine BOIREL, *Chirurgien de campagne sous le Roi-Soleil. Traité des playes de teste 1674*, présenté par Françoise Guillon-Metz, 2019.

Françoise Guillon-Metz

Mélanie Guérin-Boyer

Louis XIV un souverain diabétique

ou

De Regis Gallicorum re medica

Préface de Jean-Louis Schlienger

L'Harmattan

Autres ouvrages de François Guillon-Metz

Les Grands Diabétiques de l'Histoire, éditions Zinédi, 2017

« Hopitaux, médecins, médecine
dans la poche de Falaise-Chambois (du 12 au 22 août 1944),
in collectif, *Hôpitaux et médecine de guerre, de la création du service de santé militaire aux conflits contemporains*,
éditions Purh, 2019

Chirurgien de campagne sous le Roi-Soleil.
Traité des Playes de teste 1674 d'Antoine Boirel,
lieutenant des maîtres-chirurgiens de la ville d'Argentan,
présentation Françoise Guillon-Metz,
Médecine à travers les siècles, L'Harmattan, 2019

5-7, rue de l'Ecole-Polytechnique, 75005 Paris
http://www.editions-harmattan.fr
ISBN : 978-2-343-23231-7
EAN : 9782343232317

Dans les grandes choses,
les hommes se montrent comme il convient de se montrer,

Dans les petites, ils se montrent comme ils sont.

Nicolas de Chamfort (1741-1794).

Si je redevenais jeune, c'est encore médecin que je voudrais être, car il y a dans la profession médicale des satisfactions sans égales pour le cœur comme pour l'intelligence.

Jules Roger. La vie médicale d'autrefois 1907.

PRÉFACE

PAR JEAN-LOUIS SCHLIENGER

Professeur honoraire de médecine interne et nutrition

Faculté de médecine, Université de Strasbourg.

Louis XIV (1638-1715) était-il diabétique comme le suggèrent Françoise Guillon-Metz et Mélanie Guérin-Boyer ? Difficile de l'affirmer avec certitude pour la bonne raison que le diabète est une maladie biologique définie par l'augmentation anormale et durable de la concentration de glucose -une forme de sucre- dans le sang (glycémie). Le diagnostic précoce ne pouvait donc en être fait avant de disposer d'un dosage de la glycémie, qui ne sera mis au point par les chimistes, qu'au début du XXe siècle (Stanley Benedict (1884-1936) et O. Folin (1867-1934) aux États-Unis en 1917).

Toutefois lorsque la glycémie dépasse un certain seuil, le glucose se déverse dans les urines (glycosurie) en provoquant une augmentation parfois massive de l'excrétion de l'urine (polyurie) associée à une soif inextinguible. La légende veut qu'Hippocrate (Ve siècle B JC), père de la médecine occidentale, ait remarqué que les abeilles, dont on connait l'appétence pour le nectar et le sucre, voltigeaient autour des sujets atteints de polyurie. Ce symptôme conduisit Apollonius de Memphis (vers 250 B JC) à forger le mot diabète, en 250 avant notre ère en réunissant « dia » (à travers) et « baino » (passer, traverser). Au premier siècle de notre ère, Arêtée de Cappadoce (Ier ou IIe siècle A JC), frappé par l'amaigrissement de ces patients, propose d'expliquer la polyurie par la liquéfaction des chairs dans l'urine. Galien (129-201 ?) qui vécut au deuxième siècle de notre ère, se contente de réinterpréter les préceptes d'Hippocrate (Ve siècle) en déclinant le système des humeurs, mais n'a pas fait avancer son étude. C'est dire que pendant des siècles, les vomitifs, les sudations par bains de vapeur, les saignées générales, ont été quelques-uns des traitements préconisés avec, parfois, une alimentation très nutritive, mais peu assimilable, pour lutter contre l'installation d'une cachexie ultime. L'anatomiste anglais Thomas Willis (1621-1675), contemporain de Louis XIV, fut le premier à constater que l'urine « était étonnamment douce, comme si elle contenait du sucre ou du miel ». Près d'un siècle plus tard, en 1776, le diagnostic de diabète s'appuie sur un critère objectif, après que Matthew Dobson (1745-1784) eut constaté que « *la saveur douce de l'urine des diabétiques est due à la présence réelle de sucre* » en raison, selon lui, du passage du sucre alimentaire dans le sang.

Forts de cette conception, les médecins se sont empressés de proposer des régimes alimentaires divers et variés dans le but de réduire l'élimination du sucre dans les urines, à défaut de connaître la cause de la maladie, dénommée désormais « *diabetus mellitus* » en référence au miel. La première prescription d'un régime structuré à visée antidiabétique est à mettre à l'actif d'un Écossais, chirurgien en chef de l'armée anglaise, John Rollo (vers 1755-1809) qui parvint à améliorer la soif intense et la polyurie du capitaine Meredith par un régime à base de lait, d'eau de chaux, de pain, de boudin et de graisse de viande, excluant totalement les aliments d'origine végétale. Du fait de l'efficacité de ce régime sur la glycosurie, Rollo imagina que le diabète était dû à la formation de sucre dans l'estomac à partir des végétaux ingérés. Rollo eut plusieurs disciples qui accommodèrent à leur sauce son régime jusqu'au milieu du XIXe siècle, afin que « *l'urine se modifie pour ressembler à celle d'un homme sain* ». Il eut aussi ses détracteurs. À Paris, le célèbre Armand Trousseau (1801-1867) se contenta de diminuer les aliments amylacés et préféra prôner les vertus de l'hydrothérapie et de l'exercice : « *un diabétique peut, sans modifier quoi que ce soit à son régime, et s'il fait chaque jour des marches à pied, retrouver pendant un certain temps la santé perdue* ».

Apollinaire Bouchardat (1806-1886), à la fois médecin, hygiéniste, apothicaire et chimiste, personnage considérable de la grande clinique française, montra que la glycosurie était le reflet de la glycémie qui, elle-même, dépendait de l'absorption et de la combustion des aliments. En conséquence, le régime devait être d'autant plus sévère que la glycosurie était plus importante. En bon hygiéniste, il compléta la prescription diététique par des conseils portant sur le style de vie.

Ce n'est que vers la fin du XIXe siècle que la connaissance du diabète évolue de façon décisive. Ce siècle, marqué par la révolution technologique et industrielle, soutenu par l'éclosion des sciences exactes, est aussi celui de la naissance d'une médecine scientifique à l'affût des causes et des principes premiers des maladies. L'observation clinique attentive et la confrontation anatomique permettent d'enrichir le socle commun attribué à chaque maladie, en pointant les différences individuelles et les questions qu'elles soulèvent. L'observation conduit à effectuer les classifications, qui sont la base de toute rationalisation. Le mérite du médecin du XIXe siècle, démuni de tout examen complémentaire, est d'analyser des singularités afin de définir un nouveau cadre pour qu'une action plus pertinente trouve sa place.

C'est Étienne Lancereaux (1829-1910), professeur de clinique médicale à Paris, qui a été le maillon important et méconnu d'un enchaînement qui a conduit à une meilleure compréhension des diabètes en opposant le diabète d'origine pancréatique « maigre » d'évolution rapidement mortelle à d'autres diabètes d'évolution lente et volontiers compliqués de gangrène, survenant chez des sujets atteints d'embonpoint à une époque dominée par les hypothèses nerveuses, gastriques ou hépatiques du diabète. L'observation princeps illustre bien la démarche anatomo-clinique qui fit la gloire de la médecine de ce siècle. Un sabotier ardennais (« pays sain par excellence » dont Lancereaux était natif) avait présenté une « *diminution sensible des forces physiques, des forces génitales et des facultés intellectuelles tout en dévorant d'une extrême voracité, sa maigreur était considérable, ses urines abondantes jusqu'à 14 litres par jour et la glycosurie atteignait 900 grammes/jour ». L'autopsie révéla un pancréas « tellement atrophié que j'eus quelque peine à en trouver les vestiges, la tête de l'organe était amincie et fibreuse, la queue très petite et la partie moyenne complètement détruite ».*

Lancereaux fut le premier à affirmer que le diabète était un symptôme plutôt qu'une maladie puisque, selon ses observations, il ne correspondait pas à une cause spécifique, n'avait pas d'évolution univoque, et ne présentait pas de lésions anatomiques constantes. Il distingue deux types de diabète. Le premier survient brutalement « *au milieu des meilleures conditions de santé* » et est associé « *dans un nombre de cas déjà conséquent à une altération toujours semblable et localisée à un seul organe* ». C'est un diabète intense, avec une soif considérable et un appétit « *énorme* », une glycosurie très marquée, et une dénutrition profonde, dont l'évolution « *ordinairement courte ne dépasse guère une année* ». Le second est un « *diabète gras constitutionnel, goutteux ou herpétique* ». « *La cause efficiente du diabète gras est inconnue (mais) sa connexité avec la goutte est remarquable* ». « *Il est éventuellement héréditaire et lié de façon intime à la constitution de l'individu* ». Son début «*des plus insidieux survient au milieu des apparences de la meilleure santé car le plus souvent un réel embonpoint se manifeste avant l'apparition de la glycosurie [...]. Les personnes se plaignent rarement, elles se réjouissent plutôt de leur état apparent de bonne santé et souvent leur entourage les en félicite* ». « *Ce diabète est une sorte de manière d'être qui commence et finit avec la vie.* » Dans cette forme de diabète « *les éléments du pancréas sont généralement normaux* » et l'intégrité du pancréas « *contraste en général avec des désordres multiples ayant pour siège les tissus fibro-osseux et le système artériel [...] qui se fait remarquer par l'épaississement de l'endartère [...] et une artériosclérose avec des lésions dystrophiques du cœur* ». Le diabète gras évolue selon « *une marche lente et intermittente* » en quatre phases : après une phase de bonne santé apparente, survient une obésité avec glycosurie. Puis, « *les phénomènes diabétiques s'accroissent [...] avant l'apparition d'une émaciation tandis que les forces physiques et les facultés mentales faiblissent entre 50 et 60 ans [...]. La glycosurie entraine la mort par dépérissement progressif ou par intoxication diabétique ».*

Il est temps de préciser qu'il existe différentes présentations du diabète dont le seul point commun est l'élévation de la glycémie et la glycosurie. C'est ainsi que depuis moins d'un siècle, on distingue le diabète de type 1 et le diabète de type 2. Le premier survient principalement chez les enfants, les adolescents et les adultes jeunes. Il est la conséquence d'un processus d'autodestruction des cellules pancréatiques β qui produisent l'insuline, hormone qui est indispensable à la régulation de la glycémie, par des anticorps synthétisés par l'individu lui-même. C'est dire qu'avant l'identification de cette hormone prodigieuse en 1921, il était impossible de traiter ce type de diabète. Les malheureux, qui en étaient atteints, mouraient inéluctablement en quelques mois dans un tableau de dénutrition et de déshydratation, la soif ne permettant pas de compenser la polyurie. Le diabète de type 2, de survenue tardive, de loin le plus fréquent, est la conséquence d'une résistance à l'action de l'insuline au niveau des tissus et des organes, favorisée par l'excès de poids et de graisse chez des sujets génétiquement prédisposés. L'évolution lente, même sans traitement spécifique, conduit vers l'apparition de complications redoutables consécutives à l'atteinte du système cardio-vasculaire et du système nerveux. Les désordres de la glycémie peuvent être contenus par des mesures diététiques, visant à réduire le poids, et par des mesures luttant contre la sédentarité. Ce n'est qu'au bout de plusieurs années de mauvais contrôle de la glycémie, en dépit d'une escalade des traitements actuellement disponibles par voie orale, complétés au besoin par l'administration d'insuline, que la sévérité des complications -infarctus du myocarde, lésions artérielles et nerveuses des membres inférieurs, insuffisance rénale, polynévrite, etc. - met en jeu la vie du patient. Depuis quelques décennies, la prévalence du diabète de type 2 ne cesse d'augmenter en raison de l'augmentation déraisonnable de l'offre alimentaire et du mode de vie sédentaire des populations des pays industrialisés ou en développement, à tel point que les épidémiologistes ne cessent de mettre en garde contre cette véritable pandémie.

Arrivons-en au siècle de Louis XIV et à l'histoire médicale de l'illustre monarque que content par le menu, d'une plume avertie et savante, Françoise Guillon-Metz et de Mélanie Guérin-Boyer. La face cachée de son règne d'une longueur sans égale, au-delà des fastes, des triomphes et de la démesure qui font partie du patrimoine populaire, est marquée par une succession d'accidents de santé, de la prime enfance jusqu'au terme, menaçant le pronostic vital pour certains ou particulièrement douloureux pour d'autres. Louis le Grand, né sous une bonne étoile, surmonte avec panache les infections aiguës, qui étaient à cette époque, les grandes pourvoyeuses de la camarde et fait face avec un courage insensé aux affres infligées par une fistule anale, dont le traitement chirurgical est passé à la postérité. Il a également subi périodiquement les violentes attaques de goutte, expression d'un trouble métabolique à forte expression clinique, dont on dit qu'elle est la maladie des rois et des seigneurs voraces, amateurs de gibier et de bonne chère. Les accès, dont souffrait le monarque de Versailles, étaient attribués tour à tour au vin de Rivesaltes (1697), aux grands couverts de Fontainebleau (1698), ou à un ragoût de haut goût consommé en 1699 qui fut responsable d'une crise si vive et si durable qu'il ne put *« appuyer son pied »* et éprouvait des *« frissonnements, des faiblesses et des étourdissements »* imposant l'usage d'une chaise à roulette. « L'humeur goutteuse », fantasque et imprévisible, était un défi pour les médecins du roi, puisqu'elle touchait tantôt le talon ou le gras de la jambe, tantôt le coude ou l'épaule, voire -même se permettait de *« prendre le parti de s'établir à la tête »*. Cette maladie de riche et de glouton inspira, en 1683, un traité à Thomas Sydenham (1624-1689), considéré comme « l'Hippocrate anglais », qui en souffrait depuis l'âge de 30 ans. On y trouve une remarquable auto -observation haute en couleur qui permet au lecteur de comprendre en quoi cette maladie était capable d'influencer les décisions des gouvernants : « *le malade se couche et s'endort en bonne santé. Vers 2 heures du matin, il est réveillé par une violente douleur du gros orteil, cette douleur évoque une dislocation ressentie comme si de l'eau froide coulait à flot. Puis, apparaissent des frissons et un fébricule. La douleur devient plus intense au point qu'on ne peut plus tolérer ni le poids des draps ni l'ébranlement provoqué par une personne marchant dans la chambre* ».

Le fait que la goutte frappe Louis XIV, dont les chroniqueurs affirment qu'il avait un appétit légendaire, accompagné sans surprise d'un embonpoint certain, n'a rien de surprenant. Dans le sillage de cette maladie métabolique tonitruante, due à un excès d'acide urique dans le sang et les articulations, se profile bien souvent le diabète de type 2, insidieux et pernicieux, parce que longtemps silencieux et donc méconnu par la médecine pré-chimique. Enfant de l'embonpoint qui était un signe visible de puissance, respecté autant qu'envié par un peuple trop souvent affamé, le diabète s'exprime tardivement bien qu'il sache également se manifester avec violence : furoncles extensifs, kystes infectés et septicémies terminales avant l'heure des antibiotiques, accidents cardiaques et cérébraux frappant comme le glaive, insuffisance rénale (ou mal de Bright), déficiences visuelles de toutes espèces, atteintes nerveuses sensitives et motrices. La diète, la tempérance et l'exercice recommandés par les médecins sont inopérants à ce stade de la maladie. Lorsque l'augmentation de la glycémie et de la glycosurie atteignait des taux insensés après plusieurs années, le patient était précipité dans un état dramatique irréversible associant un amaigrissement rapide, une soif impérieuse et insatiable, une polyurie incontrôlable, un affaiblissement morbide et un coma terminal. Les infections favorisées par le diabète hâtaient souvent l'évolution ultime car les fièvres et l'inflammation aggravent considérablement le déséquilibre de la glycémie.

Podagre au long cours, bon vivant, portant beau un embonpoint royal, Louis XIV présentait tous les prérequis pour exprimer un diabète de type 2. Certes la preuve chimique de la maladie manque.

Mais l'horreur de la gangrène terminale remarquablement décrite et les manifestations ultimes suffisent à soutenir ce diagnostic. Gangrène extensive galopante, relative insensibilité comme il est fréquent dans les atteintes nerveuses du diabète, amaigrissement massif, polyurie et perte de conscience constituent un faisceau d'arguments très convaincants en faveur d'un diabète arrivé au terme de son évolution. La gangrène des membres inférieurs, complication fréquente du diabète et cause majeure d'amputation, est la conséquence d'une nécrose secondaire à un traumatisme souvent minime et indolore, ne cicatrisant pas en raison de la mauvaise irrigation sanguine, se surinfectant et se putréfiant. De nos jours, en dépit d'un arsenal thérapeutique impressionnant et des mesures de prévention, la gangrène diabétique reste une complication redoutable, responsable de plusieurs milliers d'amputations par an.

Médecins et historiennes de la médecine, Françoise Guillon-Metz et Mélanie Guérin-Boyer se sont penchées avec un grand sens clinique et une méticulosité d'entomologiste au chevet d'un monarque d'exception. De façon inattendue, le rayonnement et le faste attachés à la vie du Roi-Soleil dissimulent une santé souvent mise en péril, une souffrance omniprésente durant le dernier quart d'une existence exceptionnelle. Au-delà des constats factuels consignés par les médecins du roi et ses serviteurs, les auteures parviennent au diagnostic fort probable de diabète. La conclusion peut paraître audacieuse en l'absence de données biologiques, inaccessibles à cette époque, elle n'en est pas moins étayée par les faits. Elle est d'autant plus intéressante que le diabète était alors une maladie rare. Tant le diabète de type 1, bien sûr, qui n'atteignait que des sujets jeunes, qui ne survivaient guère à la maladie déclarée, que le diabète de type 2 qui ne s'exprimait qu'à un âge avancé, que peu de sujets atteignaient alors, par des complications aiguës terminales, n'évoquant pas le diabète aux médecins d'autrefois.

Voici en tout cas un éclairage nouveau sur la maladie terminale de Louis XIV à laquelle je ne peux que souscrire en tant que diabétologue.

ISAGOGE[1]

PAR OLIVIER LAFONT

Académicien,
Président de la Société d'Histoire de la Pharmacie

Louis XIV partage avec Périclès le privilège d'avoir donné son nom à son siècle. L'importance de l'homme public est telle que, de son vivant, son état de santé a fait l'objet de l'observation attentive, ainsi que des commentaires et spéculations en tous genres, des courtisans, des ambassadeurs étrangers et naturellement, de ses médecins. Beaucoup de textes nous sont ainsi parvenus qui portent témoignage de cette attention. Parmi ceux-ci, le *Journal de santé*, scrupuleusement tenu par ses archiatres successifs, tient une place à part, qui est toutefois atténuée par son caractère officiel. La toute puissante raison d'État prend facilement le pas sur la vérité. Un passé récent nous a appris qu'il ne fallait pas trop se fier aux écrits du médecin personnel d'un chef d'État, qu'il fût roi de droit divin, ou président démocratiquement élu.

Françoise Guillon-Metz et Mélanie Guérin-Boyer, ont décidé de s'attaquer plus particulièrement à un aspect très précis de la santé du souverain, le diabète de type II. Endocrinologue expérimentée, titulaire de diplômes d'Université en Histoire de la Médecine et en Histoire de la Pharmacie, Françoise Guillon-Metz était particulièrement qualifiée pour le faire. Quant à Mélanie Guérin-Boyer, le diabète de Louis XIV était le sujet de sa thèse de médecine.

[1] Isagoge est un terme du grec ancien, signifiant introduction classiquement aux Catégories d'Aristote

Le diabète se détecte par des examens biologiques fort simples à réaliser au XXIe siècle, mais qui, malheureusement pour nos auteurs, restaient encore à découvrir au XVIIe siècle. C'est donc à une traque acharnée des signes cliniques de la maladie et de ses complications, qu'il leur a fallu se livrer, à partir de documents rédigés dans le contexte scientifique de l'époque qu'il leur devenait, dès lors, indispensable de rappeler en détail. Les habitudes alimentaires du royal patient étaient importantes à considérer, compte tenu des causes de cette maladie. Fort heureusement sur ce point, les documents ne manquaient pas et n'étaient pas entachés de soupçons de dissimulation politique, la thématique ne s'y prêtant guère. Son hygiène de vie, le type d'exercice physique qu'il pratiquait, chasse, équitation, voire activité sexuelle, autant de sujets qui devaient être abordés. Il convenait également de planter le décor de la santé générale du patient qui a été largement étudiée par les historiens, en particulier à une époque récente, ainsi que celui de son environnement médical proche, mais les documents abondaient opportunément sur le personnel de santé au service de Sa Majesté. Les auteurs ont ainsi dû décrire la longue suite des maux subis par le monarque et faire état des interventions plus ou moins heureuses de ses thérapeutes, en gardant toujours à l'esprit la problématique diabétique sous-jacente. La gangrène diabétique finale qui constituait l'étape ultime du développement de la maladie venait ainsi conclure la description et mettre un terme à la vie du souverain.

Maintenant que sa curiosité est aiguisée, il est temps, pour le lecteur, de se plonger dans la lecture de cet ouvrage qui se situe aux confins de la grande Histoire et de l'Histoire de la Médecine.

INTRODUCTION

Louis XIV (1638-1715), notre resplendissant Roi-Soleil fait rêver depuis notre petite enfance, ce roi au pouvoir absolu, à l'administration redoutable, ce guerrier infatigable, cet insatiable amoureux des femmes, ce bâtisseur maintes fois imité, dont le règne fut le plus long de l'Histoire de France. Mais l'Homme infiniment moins, un patient, un malade comme tout un chacun, avec ses indispositions de tous les jours, et ses maladies plus sérieuses. Son observation médicale, qui se voudra la plus scientifique possible, brossera la pathologie médicale puis chirurgicale et enfin la pathologie métabolique, l'hyperglycémie chronique ou le diabète de type II, souvent ignoré des Historiens de la Médecine. Les diabétologues le savent : le diabète est une maladie silencieuse aussi bien au XVIIe siècle qu'au XXIe. Elle ne fait parler d'elle malheureusement qu'au stade des complications. Vous nous rétorquerez à juste raison que le diagnostic du diabète de type II est biologique ; oui, au XXIe siècle. Dans les siècles antérieurs, le diagnostic se fait sur ces complications, ou sur les signes cardinaux (polyurie, polydipsie, amaigrissement) pathognomoniques.

Les sources bibliographiques sur la santé de Louis XIV abondent, beaucoup ont écrit : c'est un lieu commun. Mais faire coïncider ces sources avec la pathologie contemporaine est chose moins aisée, comme souvent en Histoire de la Médecine, mais non impossible.

Commençons par :

Le Journal de Santé tenu par ses Premiers Médecins, arrêté en 1711, 4 ans avant sa mort. Réédité par l'historien Stanis Perez (1), il sera notre fil conducteur.

Le journal des frères Anthoine, ses serviteurs (2) aussi remis au jour ; il nous permet d'aborder la fin du monarque. Jean (1642-1724) et François (16 ? 1726) Anthoine, les serviteurs du roi, nous font entrer dans l'intimité vécue, heure par heure, des derniers jours de Louis XIV. Leur récit, qui couvre du 10 août au 23 octobre 1715, à défaut de Journal de Santé, constitue un miroir de la monarchie avec le ballet des enfants légitimés, de Madame de Maintenon (1635-1719), des courtisans à l'affût, mais aussi une belle observation clinique, par des non-médecins, d'un patient en fin de vie, d'un monde médical et chirurgical en désaccord permanent et en proie à ses limites. La Comédie des médecins autour du roi mourant, restant digne malgré tout, n'aurait pas déplu à Molière (1622-1673) (2).

La correspondance de Grands de la Cour :

Le duc de Saint-Simon (1675-1755) (3), l'observateur acidulé

La princesse Palatine, sa belle-sœur (1652-1722) (4),

La Grande Mademoiselle, sa nièce (1627-1693) (5),

Madame de Motteville (1615-1689), sa gouvernante (1),

Et d'autres nobles et abbés de la Cour.

Les sources picturales, une aide non négligeable pour le médecin et son diagnostic d'inspection, seraient critiquables ; l'iconographie picturale souhaite magnifier le modèle royal, à quelques exceptions, tel que le portrait en cire, de fin de vie du monarque, par Antoine Benoist (1632-1715) conservé au Château de Versailles, où les traces de l'âge ne sont pas gommées. Les portraits de Louis XIV aux différents âges de sa vie apportent une corrélation avec ses pathologies.

La médecine de l'époque mérite-t-elle bien sa mauvaise réputation ou participe-t-elle à la grandeur de ce siècle ou les deux en même temps ? Revisitant la médecine du XVIIe siècle, nous essayerons de répondre à cette interrogation : la formation des médecins, leur place dans la société de Cour, leur proximité du roi, le diagnostic des maladies et la thérapeutique, la relation médecin-malade dans un cadre nosologique de l'époque, les traces de diabète.

L'observation médicale du roi va nous diriger depuis sa petite enfance jusqu'à sa mort ; elle est donc chronologique, mais s'organise en un aspect médical pur et un aspect chirurgical, comme dans notre pratique et non annuel comme le Journal ; malheureusement, pour le roi, il récidive certaines mêmes pathologies pendant plusieurs années, le traitement n'en change pas. Chaque maladie, présentée par le monarque-patient, est analysée avec la reprise du vocabulaire latin et grec, connue de l'époque, replacée dans le cadre de la théorie des humeurs.

La thérapeutique, lorsqu'elle est évoquée, est passée en revue selon les critères de l'époque, parfois même si l'archiâtre n'en parle pas. Ce travail se veut comme l'observation médicale du sujet Louis XIV : « *traitez-moi comme un paysan* », dit-il à Félix, son chirurgien, lors de la Grande Opération (1).

Le diabète de type II, l'hypertension artérielle, méconnus au dix-septième siècle, sont dépistés tout au long de l'observation, le roi est mort d'une gangrène diabétique, la maladie n'était donc pas récente. La goutte souvent associée, une connexité, nous accompagnera dans la démarche. Dans le cadre du diabète de type II, nous proposerons un essai de généalogie médico-historique des Bourbon et des Habsbourg.

LE CONTEXTE MEDICO-HISTORIQUE

L'observation médicale du roi-patient prend ses sources dans le texte du Journal de Santé du Roi : Antoine Vallot (1594-1671), Antoine d'Aquin (1632-1696) et Guy-Crescent Fagon (1638-1718). Il couvre la presque totalité de l'existence du souverain (1638- 1715), puisqu'il débute en 1647 et s'achève en 1711, c'est-à-dire quatre ans avant sa mort.

Les quatre années de la fin de sa vie seront relatées par les frères Anthoine, soit qu'il n'y ait pas eu de journal « terminal » à cause de la fatigue et de la lassitude de son dernier auteur Fagon, devenu âgé (5), soit que l'ouvrage ait disparu ou ait été volé, les derniers instants difficiles nuisant à l'image de grandeur du patient.

L'existence d'un tel journal n'est pas un fait nouveau au dix-septième siècle en France. À côté d'ouvrages comme celui de Laurent Joubert (1529-1583) *la santé du prince* en 1579, et de Rodolphe Le Maistre (1545-1623) *la santé du prince qu'il doit observer, précédé d'une dédicace à la reine* en 1616 (6), on retiendra le journal d'Héroard (1551-1628), rédigé entre 1601 et 1627. Il relate une chronique très quotidienne de la vie du roi Louis XIII (1601-1643) avec principes éducatifs, vie de la Cour, hygiène, conseils alimentaires (5). En cela, il s'oppose à l'ouvrage présent, qui est un compte rendu rétrospectif, tenu à jour chaque année, des différentes affections du roi. Le texte intégral du Journal de Vallot, d'Aquin et de Fagon ne sera pas entièrement reproduit, d'autres l'ont déjà fait et le manuscrit original est conservé à la Bibliothèque nationale.

Faut-il prendre ce Journal de Santé comme « parole d'Évangile » médicale ? La critique est nécessaire à plus d'un titre. Si le parcours médical de Louis (pour ne pas dire parcours de soins) est brossé avec les limites de la médecine et de la chirurgie de ce temps, il est aussi passé au filtre de son auteur, qui ne va pas manquer de se mettre en valeur, en bon courtisan, alors que d'autres auront « besogné » plus que lui. Sachons faire la part des choses comme tout bon praticien ! À qui cette écriture est-elle destinée ? Les médecins dans un but médico-légal, le Roi et sa famille, la Postérité et l'Histoire (5). Commençons par les portraits du monde médical.

I) LES MÉDECINS ET CHIRURGIENS, APOTHICAIRES ROYAUX

A) Les Médecins de la Cour

Ce sont les archiatres, du latin archiatrus, le médecin d'un roi ou d'une lignée royale. Ainsi nomme-t-on les Premiers médecins. Ils ne dépendent pas d'une charge (sauf Vaultier (1590-1652) qui a déboursé 20.000 écus à un Mazarin (1602-1661) toujours désargenté), mais d'une nomination qu'ils doivent au Roi, et qui s'achève avec la mort du royal patient ou par leur propre mort. Le népotisme bat son plein dans ce domaine, le favoritisme et la courtisanerie. Après avoir prêté serment, ils prennent place parmi les grands Officiers de la couronne, et n'obéissent qu'au souverain. Leurs fonctions sont variées, comme leurs privilèges, une pension confortable, des gratifications *sonnantes et trébuchantes* à chaque épisode médical grave.

Cependant le labeur du Premier médecin est harassant. Il assiste chaque jour au lever du Roi à 7h30 ; il examine le roi et lui tâte le pouls. Il goûte les plats, les vins et donne son avis sur l'ordonnance des menus. La diététique ou le régime alimentaire fait partie intégrale du traitement quotidien pour garder l'équilibre des humeurs, lesquelles prennent un malin plaisir à s'égarer, nous en reparlerons plus loin. Lorsque le roi est souffrant, le médecin royal préside les consultations, décide du traitement adéquat en dernier ressort, surveille la conduite du régime, et régente l'administration des médicaments. On imagine les trésors de prudence, d'expérience et de doigté nécessaires pour « soigner » un patient tel que Louis XIV, qui ne reçoit pas d'ordre et brille par sa non-compliance, du moins dans sa jeunesse. Le Premier médecin accompagne partout le souverain dans ses déplacements et à l'occasion des guerres. Il peut inspecter les services de santé militaires. Il soigne le Roi en toutes circonstances et a recours à d'autres consultants, choisis par lui-même ou qu'on lui impose. Cette intimité du souverain et de son Premier médecin, puis du Premier Chirurgien vers la fin du règne, se poursuit jusqu'à la venue de la Grande Faucheuse (la mort), qui ne fait que peu de cadeaux. Les mêmes médecins enfin président à l'autopsie de celui qu'ils ne sont pas parvenus à guérir, mais sans se salir les mains, ce sont les chirurgiens qui vont la pratiquer (7).

La place est enviée, car les chances de la Fortune courent, le népotisme règne, au risque d'y perdre beaucoup de liberté : pour schématiser, deux écoles rivalisent pour placer leurs élèves à d'aussi hautes fonctions. L'Ecole de l'Université de Montpellier regroupe les médecins « chimistes », qui, du fait de la proximité avec l'Espagne longtemps occupée par les Arabes, ont transmis la médecine grecque, celle du maître Hippocrate (460 A JC-377 A JC). Ils excellent dans l'alchimie à la suite de Paracelse (1493-1541). La faculté de Médecine de Paris de son côté, plus tardive de formation, instruit des médecins « galéniques », soucieux de s'en tenir à l'esprit d'origine tel que l'enseignement d'Hippocrate, mais surtout celui de Galien (129-201) (7). Ces querelles n'épargnent pas la Cour. Souvent des cabales éclatent. En 1644, un arrêt du Parlement de Paris interdit à tous les médecins étrangers à l'École de Paris d'exercer la médecine dans cette ville et de se rassembler (8). Toutefois la Faculté est soumise aux ordres du Premier médecin. Quelque temps après cet arrêt, les nominations de Vaultier (1590-1652) à la très haute fonction de Premier médecin du Roi, puis de Vallot (1594-1671) et de Daquin (ou d'Aquin) (1632-1696), tous trois originaires de Montpellier, assurent la revanche des praticiens « chimistes ». La guerre n'en est pas finie pour autant. Certaines différences s'atténueront entre les deux écoles au fil du temps, mais les rivalités persisteront longtemps (7).

Le Premier médecin du roi est largement rémunéré. Il a le brevet d'un Conseiller d'État, et touche 40.000 livres par an, sans compter les gratifications pour bon service rendu. On n'hésite pas à lui confier d'autres charges, comme celles de surintendant du Jardin du roi (le Jardin des Plantes actuel) et de toutes les eaux minérales de France. Il nomme directement les chirurgiens experts ou lieutenants des maîtres chirurgiens dans les villes de province, dans un deuxième temps les chirurgiens-jurés, les médecins légistes de l'époque. Il habite Versailles et fréquente les plus grands de la Cour. Lui-même à titre de comte : « *Il en porte la couronne, dans ses armoiries, et transmet à ses descendants une noblesse réelle* ». Lorsqu'Antoine Daquin fête la naissance de son fils Louis (1667-1710), l'enfant est tenu sur les fonts baptismaux de la Chapelle du Louvre par Monseigneur Louis de Bourbon, premier prince du sang, dit le Grand Condé (1621-1686), et la reine Marie-Thérèse d'Autriche (1638-1683).

Le Premier médecin ou Archiatre est secondé par un Premier médecin ordinaire, qui le remplace en son absence, d'un second médecin ordinaire, de huit médecins servant par quartier, deux par deux pendant trois mois et même d'un neuvième n'ayant pas de quartier. Ils ne sont tenus d'exercer leur charge que trois à six mois par an au maximum. Ces derniers contrairement au Premier médecin achètent leur charge chèrement à leurs prédécesseurs. Mais il pouvait arriver que ce corps, déjà imposant, fût embarrassé : il faisait alors appel aux huit autres « médecins consultants du roi » (8). En 1661, c'est-à-dire lors de la « prise de pouvoir » par Louis XIV (le puissant Surintendant des Finances Nicolas Fouquet (1615-1680) vient d'être arrêté à Nantes, six mois après la mort de son mentor le Premier ministre le cardinal Mazarin, le Roi, âgé de vingt ans, a désormais les mains libres pour gouverner) le personnel médical de la Cour compte, en plus de l'Archiatre et du Médecin ordinaire, les huit médecins par quartier, deux médecins anatomistes payés par l'Université de Montpellier, deux médecins mathématiciens et plus de soixante consultants, sans parler des empiriques de passage avec leurs décoctions et leurs élixirs qui font parfois fortune (7). Les médecins sont habillés comme leurs contemporains, du moins à la ville. Ils ne portent la robe qu'en certaines circonstances, le chapeau pointu étant une invention de Molière (1622-1673). Certains cependant rendent visite à leurs malades en grandes perruques et barbes fournies : l'idée est malheureuse et n'a pas la faveur du grand public ; en témoigne ce sextrain (strophe de six vers) resté célèbre :

Affecter un air pédantesque

Cracher du grec et du latin

Longue perruque, habit grotesque,

De la fourrure et du satin,

Tout cela réuni fait presque

Ce qu'on appelle un médecin (15).

À côté d'eux, le Premier chirurgien, le chirurgien ordinaire et les huit chirurgiens de quartier étaient chargés de tâches bien précises et pas seulement d'administrer des clystères.

Modestes auxiliaires de la santé royale, les barbiers barbants doivent peigner Sa Majesté, lui « faire le poil » c'est-à-dire la barbe, la coiffer, et l'essuyer au sortir du bain (8). Il faut ajouter deux chirurgiens-dentistes, quatre apothicaires, quatre aides-apothicaires. Que la santé du Roi-Soleil ait résisté de si longues années aux soins de cette cohorte est la preuve de la vigueur de sa constitution !

Cinq hommes se succèdent à la place de Premier médecin du Roi ou la maison médicale du roi :

Cousinot Jacques (1587-1646) : déjà médecin de Louis XIII (1601-1643). Son rôle est modeste, puisqu'il meurt alors que Louis est âgé de huit ans, et que ce dernier n'a pas eu de gros problèmes de santé pendant la petite enfance. Comme écrivain, il ne nous a laissé qu'un mémoire sur les eaux minérales de Forges.

Vaultier François (1590-1652) succéda à Cousinot. Formé à la faculté de Montpellier, il s'est glissé, en 1624, comme Premier médecin de la reine Marie de Médicis (1575-1642), à laquelle il est très attaché. Impliqué dans la journée des Dupes (cabale contre le cardinal de Richelieu (1585-1642), qui en sort gagnant), il est emprisonné un temps à Senlis, puis à la Bastille où il reste presque douze ans. Après la mort de Richelieu (1585-1642), il rentre en grâce à la Cour et devient le médecin du cardinal Mazarin (1602-1661) puis du jeune roi Louis XIV en 1646. Ce qui provoquera les sarcasmes de son confrère Gui Patin (1601-1672) qui écrit : « *Il a été pendant douze ans prisonnier du père, et aujourd'hui il est maître de la santé du fils* ». La guérison de la variole du jeune souverain en 1647 et la bonne évolution des maladies de Monsieur, Philippe d'Orléans (1640-1701), frère du Roi en 1649 lui assureront la plus grande notoriété. Il obtient la Surintendance du Jardin Royal aux dépens de l'un de ses confrères et meurt à l'âge de soixante-trois ans (7). Guy Patin ne l'aime guère, on l'a déjà vu, car Vauthier est partisan de l'antimoine. « *Hier, 4 juillet est ici mort dans son lit d'une fièvre continue maligne, le sieur Vaultier qui etoit le premier médecin du roi et le dernier du royaume en capacité, et que vous sachiez qu'il n'est point mort sans raison, il a pris de l'antimoine par trois fois, mourir dans sa méthode, par le consentement et le conseil de Guénaut* (7) ». (Lettre du 5 juillet1652).

Viennent ensuite les trois auteurs du Journal de Santé :

Antoine Vallot (1594-1671) : il rédige de 1647 à 1670 (figure 1).

Antoine Vallot est né en Arles en1594. Élève de l'École de Montpellier, il se fait bientôt l'ami de Vaultier et devient par son entremise, le premier Médecin d'Anne d'Autriche (1601-1666) (1). C'est à ce titre qu'il est appelé au chevet de Louis XIV en 1647, alors que le Roi, âgé de neuf ans, débute une variole. À cette date, le Premier médecin du roi appelle Vallot, en tant que consultant. Ce dernier s'oppose plusieurs fois au point de vue de ses confrères, les sieurs François Guénault (1586 ? -1667) et Claude Séguin (1596-1681), oncle et neveu. Son intervention se révèle bénéfique, et Vallot ne manque pas de le faire savoir dans les premières pages du Journal car il vient de succéder à Vaultier en tant que premier Médecin du Roi (5). Cela ne lui a coûté que 2.000 pistoles, mais il fut le dernier « à avoir l'honneur d'être archiatre » car Colbert fit cesser cette pratique.

C'est lui qui commence le Journal de Santé du roi en 1647. Vallot accompagna le roi dans les Flandres en1658. Louis XIV fut gravement malade à Calais. Malgré onze saignées, sept lavements et plusieurs purgations, en plus de l'emploi de l'antimoine, un puissant émétique proche de l'arsenic, conseillé par Vallot, d'Aquin et un médecin d'Abbeville nommé Du Saussoy, il en guérit. Guénault, appelé en consultation conseilla l'antimoine et les saignées, comme le médecin de campagne. Disons à l'honneur de Vallot qu'il ne se montrait pas trop partisan des saignées.

Ce dernier compte de nombreux adversaires parmi les médecins qui ne se privent pas de faire des gorges chaudes de sa nomination, à commencer par Gui Patin, son plus fidèle ennemi, doyen de la faculté de Paris (7). Par la suite, Gui Patin, connu pour son goût de la polémique et pour ses traits satiriques, ne va cesser de s'en prendre à Vallot. Vallot n'a cure des dires de Patin et écrit dans son journal : « *les premiers médecins sont toujours fort enviés des autres et particulièrement de ceux qui sont en passe d'aspirer à une telle dignité* ». Le premier Médecin, qui est aussi Surintendant du Jardin Royal, mourut en ce lieu en juin 1671. D'assez mauvaise constitution, il avait été toute sa vie sujet à un asthme opiniâtre, dont il avait de fréquentes crises, accompagnées de fièvres, d'oppression et de crachements de sang. Asthme vrai ou tuberculose pulmonaire ? C'est à la suite d'une crise plus violente que les autres qu'il rendit l'âme, on l'a trouvé mort dans son lit. Son éternel rival Gui Patin se dépêcha de lui dresser une oraison funèbre assassine : « *Vallot est au lit, fort pressé de son asthme, peu s'en fallut qu'il n'étouffât avant-hier au soir, mais il fut délivré par une copieuse saignée ; il a reçu l'extrême-onction, c'est pour lui rendre les genoux plus souples pour le grand voyage qui lui reste à faire. Il n'a été qu'un charlatan en ce monde, mais je ne sais ce qu'il y fera dans l'autre, s'il n'y vient cireur de noir à noircir, ou de quelque autre métier où l'on puisse gagner beaucoup d'argent, qu'il a toujours extrêmement aimé. Pour son honneur, il est mort au Jardin Royal, on ne l'a point vu mourir, on l'a trouvé mort en son lit»* (7). Pauvre serment d'Hippocrate !

Antoine d'Aquin ou Daquin (1620-1696) : il rédige de 1671 à 1694 (fig. 2).

L'Histoire a traité avec indifférence ou mépris Antoine d'Aquin. De ce dernier on a retenu surtout la façon dont il tomba en disgrâce. Il eut le malheur de déplaire à Madame de Maintenon (1635-1719), qui lui en voulait d'avoir soigné longtemps les « humeurs » de la marquise de Montespan (1640-1707), maîtresse royale avant elle, la troisième maîtresse puis l'épouse morganatique. Antoine est né à Paris en 1629. D'origine juive, petit-fils de rabbin, il choisit la Faculté de Médecine de Montpellier, plus libérale à juste raison. Il est, après ses études en 1649, de retour à Paris où son père est devenu médecin ordinaire du Roi ; on comptait alors trois d'Aquin titulaires de cet office : le père et les deux fils. Un mariage avantageux lui ouvre soudainement les voies de la fortune et de la notoriété. Il épousa le 24 octobre 1656 Marguerite Geneviève Gayaut, fille de Prévost Royal. Cette union transforma la carrière d'Antoine. Marguerite est en effet la nièce d'Antoine Vallot, Premier médecin du roi, le plus considéré et le plus puissant de tous les médecins de la cour (8). Il lui succède dans sa charge. D'abord Médecin ordinaire de la reine espagnole Marie-Thérèse (1638-1683), première épouse de Louis XIV, en 1667 à la mort de Guénault, sept ans plus tard son premier Médecin puis le médecin du Dauphin. À son tour en 1671, d'Aquin prit la plume pour tenir, comme l'avait fait son oncle, le Journal de la santé du roi. Il succède à Vallot en 1672, c'est-à-dire après plusieurs mois de vacances et d'intrigues, en grande partie grâce à l'appui de Madame de Montespan (1640-1707), à laquelle, à l'époque, le Roi ne refusait rien (1).

Pourtant il ne semble pas avoir brillé par ses compétences (5). La pratique médicale d'Antoine d'Aquin vaut bien celle de son prédécesseur et est plutôt supérieure à celle des praticiens de la faculté de Paris. Certes il manque d'ouverture d'esprit et d'esprit critique, mais ses pairs n'en avaient pas plus. Il n'hésite pas toutefois à mettre au point des préparations médicamenteuses personnelles, que le roi expérimente, sans « effet secondaire ». On retrouvera ces « médicaments » chez Moïse Charas (1619-1698) dans sa Pharmacopée Royale Galénique et Chimique et chez Nicolas Lemery (1645-1715) dans sa Pharmacopée Universelle. Une fois de plus, Gui Patin se déchaîne sur le médecin de cour : « *un pauvre cancre, race de juif... Qui est grand charlatan et qui avait autrefois servi la reine mère mais riche en fourberies chimiques et pharmaceutiques* » (15) !

Mais le Premier Médecin a un grave défaut : il est meilleur courtisan que bon médecin. D'Aquin se rendit bientôt compte que le monarque avait horreur de la saignée. Il tenta de remplacer la saignée abhorrée, par d'autres médications, la purgation notamment. Pour sa part, le roi est très satisfait d'éviter la saignée et de ne point s'en porter plus mal. D'Aquin était opposé aux nouveautés, c'est un conservateur médical ; il écrivit contre le quinquina appelé « remède anglais », car importé de Londres et, que d'autres appliquèrent avec succès pour guérir les fièvres intermittentes. Il s'opposa également au chirurgien Félix sur le traitement de la fistule anale du Roi. Enfin, on ne lui pardonnera pas l'ultime et malheureuse saignée prescrite par lui, contre l'avis des autres médecins, dont Dionis, lors de l'épisode infectieux qui entraîne la mort rapide de la reine Marie-Thérèse. Sous l'influence de Madame de Maintenon (1635-1719), deuxième épouse secrète du Roi, il tombe en disgrâce en 1693 et on lui préférera son rival Fagon. Par son ambition et sa rapacité proverbiale, d'Aquin se fit de nombreux ennemis et Saint-Simon (3) dressa de lui, selon son habitude, un portrait peu flatteur : « *il était grand courtisan, mais riche, avare, avide, et qui voulait établir sa famille en toutes façons* ». Il demandait sans cesse, voulant des pensions, des abbayes pour les siens. Sa charge lui rapportait 45.000 livres par an, ce qui lui permit d'acquérir le

Comté de Jouy-en-Josas ainsi que la Surintendance des Bains, Eaux et Fontaines Minérales et Médicinales de France.

« *Ce fut un coup de foudre qui écrasa sans ressources. La cour fut fort étonnée et ne tarda pas à s'apercevoir d'où cette foudre partait, quand on vit, le jour des morts, Fagon déclaré premier médecin par le roi lui-même qui le lui dit à son lever, et qui appris par-là la chute de Daquin à tout le monde qui l'ignorait encore, et qu'il n'y avait pas deux heures que Daquin lui-même l'avait apprise. Il n'était point malfaisant, et ne laisse pas à cause de cela d'être plaint et être même visité dans le court intervalle qu'il mit à s'en aller à Paris* » relate St Simon (3).

Daquin meurt deux ans après sa mise en disgrâce à Vichy, où il tente de soigner son foie malade, en 1696. Il fut l'un des praticiens caricaturaux du Grand Siècle qui servirent de modèle à Molière (7).

Guy-Cressent Fagon (1638-1718) il rédige de 1694 à 1711 (fig.3).

Né à Paris en 1638, au Jardin du Roi, la même année que son souverain, il est le Premier médecin du Roi de 1693 jusqu'à la mort du royal patient en1715, la postérité en a gardé mémoire, il a soigné Louis pendant plus de 20 ans. Il est le neveu de Guy de la Brosse (1586-1641), fondateur du Jardin du Roi. Fagon y apprend la botanique dès le berceau. Après son doctorat en médecine, il exerce à l'Hôtel-Dieu de Paris, mais son « internat » dure quelques mois seulement. Antoine Vallot fait appel à lui pour récolter des plantes en France. Il contribue à l'embellissement du Jardin du Roi, actuel Jardin des Plantes, en assumant sa direction administrative et scientifique jusqu'à sa mort en 1718. Il écrit le premier catalogue du jardin sous le nom d'Hortus Regius, où quatre mille espèces sont décrites. Une plante porte son nom, la Fagonia. À son retour, Vallot le propulse à la cour. Devenu médecin des enfants de Madame de Montespan (dont Madame de Maintenon est la gouvernante), son ascension est irrésistible. Médecin de la Dauphine en 1680, puis Premier médecin de la reine et à la mort de celle-ci (1683), médecin des enfants de France : la suite nous est connue.

Saint-Simon en fait un portrait élogieux (3) : « *Fagon est un des plus beaux et des bons esprits de l'Europe, curieux de tout ce qui avait trait à son métier, grand botaniste, bon chimiste, habile connaisseur en chirurgie, excellent médecin et grand praticien. Il savait d'ailleurs beaucoup : point de meilleur physicien* (médecin) *que lui ; il entendait même les différentes parties des mathématiques. Très désintéressé, ami ardent, mais ennemi qui ne pardonnait point (.) »*. Il se fait remarquer par ses succès, liés à un bon sens providentiel, son désintéressement, son manque d'esprit critique, comme son prédécesseur, sur l'inefficacité de ses traitements, mais une ouverture d'esprit moins conservatrice. On ne peut lui reprocher de vouloir faire bien pour la santé royale, mais trop ! pour un patient qui prendra de l'âge comme Louis.

Nommé Premier médecin du roi Louis XIV en1693, le renvoi d'Antoine d'Aquin lui profite. La Princesse Palatine (4), qui déteste Mme de Maintenon, brosse aussi son portrait à charge : « *c'est une figure dont vous aurez peine à vous faire une idée. Il a les jambes grêles comme celles d'un oiseau, toutes les dents de la mâchoire supérieure noires et pourries, les lèvres épaisses, ce qui lui rend la bouche saillante, les yeux couverts, le teint bistre, la figure allongée et l'air aussi méchant qu'il l'est en effet ; mais il a beaucoup d'esprit et il est très politique »*. Rancunier, il aurait appuyé le discrédit d'Antoine d'Aquin (il ne cache pas, dans le Journal de Santé, son antipathie pour son concurrent) en incriminant la consommation de vin de Champagne, « vin tranquille », à l'époque, par Louis XIV. Il impose la consommation de vin de Bourgogne en 1695, selon le marquis de Dangeau (1683-1720), à la table du Roi, avec adjonction de quinquina qui, selon la petite histoire (7), aurait permis au roi de calmer ses fièvres et de lui conserver toutes ses facultés viriles…

Il est l'un des premiers à reconnaître l'efficacité des eaux de Barèges ; il rédige un mémoire sur les qualités du quinquina en 1703. Partisan de la théorie de la circulation du sang, découverte par William Harvey (1578-1657) en1628 et par là même, Fagon s'oppose ainsi à d'autres scientifiques de la Sorbonne et de la faculté de Médecine de Paris dont Gui Patin. Sur le plan thérapeutique, le premier Médecin reste fidèle au rite annuel de la saignée de printemps et aux purges réitérées (jusqu'à 12 en 1699) à titre systématique ou dès les premiers vertiges et troubles digestifs. Les thérapeutiques purgatives vont se succéder à un rythme infernal sous son mandat, et nous ignorons les thérapeutiques des quatre dernières années de vie de Louis mais nous ne nous berçons pas d'illusions !

Mais il n'hésite pas à faire appel à des thérapeutiques plus discutées à l'époque, telles que le café, le thé, le chocolat utilisés en 1696 et 1704. Au moment de la mort du roi, il n'est plus qu'un vieillard assistant, impuissant, à l'action du chirurgien Mareschal sur son royal client, à l'intrusion du charlatan Brun et de son élixir, contre quoi il ne peut rien « *en grommelant sur son bâton sans oser répliquer de peur d'essuyer pire* » nous dit Saint-Simon (3). Il meurt trois ans après son royal patient à 80 ans (7), « *chacun croyait à son abord voir le squelette de la mort* », affirme une Fagonade.

En relevant les dates de naissance et de mort de chacun, on obtient de jolies moyennes de longévité pour l'époque : de cinquante-neuf à quatre-vingts ans. Et de penser, pour chacun, à l'éloge mortuaire que Fontenelle (1657-1757) réserva à Fagon après sa mort en 1718 : « *son existence est une preuve de son habileté* » (9). Examinons le deuxième volet de la prise en charge médicale : le corps chirurgical.

B) Les chirurgiens de la Cour

Si nous sommes bien renseignés sur les praticiens appelés à se succéder dans la charge du Premier médecin du roi, la discussion, entre historiens de la chirurgie, persiste en ce qui concerne l'origine du Premier chirurgien. Toutefois c'est à partir du règne de Louis XIV que la fonction de Premier chirurgien, ses prérogatives et ses droits se définissent clairement (8). Le

Premier chirurgien est celui « *en qui le roi a reconnu assez de sciences et d'adresse, pour lui confier la pratique de toutes les opérations que ses indispositions peuvent rendre nécessaires sur sa personne* ». Il reste cependant sous les ordres du Premier médecin et prête serment devant lui.

Son travail de jour consiste à se trouver au lever du roi en compagnie du Premier médecin. Il doit veiller à ce que deux chirurgiens ordinaires soient prêts à monter à cheval et à suivre la calèche du roi. Si le roi se rend à la chasse, il peut l'accompagner en cas de besoin. Il participe à la cérémonie du coucher en compagnie du Premier médecin. Au début du règne de Louis XIV, existait un officier chirurgien spécialisé dans les phlébotomies, le Premier chirurgien ne pratiquant que la « vraie » chirurgie. Ce dernier ne jouit pas encore des mêmes honneurs que le Premier médecin. Mais le règne a été long et cette différence va disparaître progressivement. Commençons par Félix.

Charles-François Félix de Tassy (1635 ? -1703), dit Félix (fig.4).

Né à Avignon en 1635, il meurt à Paris en 1703. Il devient Premier chirurgien du roi Louis XIV, en succédant à son père François-Félix de Tassy (1620-1676), Premier chirurgien en 1676. Le père ne se signala que dans la rédaction de la « dislocation du bras gauche » que se fit le roi en chassant dans la Forêt de Fontainebleau. Charles-François-Félix, le fils, est resté célèbre pour avoir opéré le Roi d'une fistule anale en novembre 1686 (9). Il s'exerce d'abord sur 75 fistuleux de Paris, et conçoit pour cette occasion un bistouri, recourbé dit « à la royale » qu'il introduit le long de la fistule à l'aide d'un écarteur. L'opération sans anesthésie, qui dure trois heures, est un succès qui lui vaut les honneurs, et de lancer la mode de la fistule parmi les courtisans qui veulent tous se faire opérer (1).

À l'occasion de cet épisode pathologique, Jean-Baptiste Lully, (1653-1687) en défaveur à la Cour, composa un Te Deum pour célébrer la réussite de cette opération royale à l'église des

Feuillantines. Le compositeur Haendel (1685-1759) entendit le morceau de musique, le plagia (selon la légende) pour orchestrer le « God Save the King » (8). Ce moment fut aussi le début de la gangrène diabétique de Lully, qui s'asséna le même jour un coup de canne sur le gros orteil et mourut de cette gangrène, ayant refusé l'amputation proposée (12). Mort en 1703, Félix fut remplacé par Georges Mareschal.

Georges Mareschal (1658-1736) fig.5

D'origine irlandaise par son père, Georges Mareschal est le chirurgien en chef de l'hôpital de la Charité, après avoir été reçu quatre ans plus tôt, à l'âge de trente ans, maître en chirurgie. Il est alors appelé par le chirurgien Félix auprès du Roi-Soleil (10). Son expérience dans l'opération de la taille, qui consiste à ouvrir la vessie pour en extraire les calculs, lesquels provoquent douleurs, difficultés mictionnelles et infections urinaires, constitue sa renommée. C'est en raison de cette réputation d'extrême habileté que Louis XIV fait appeler Mareschal pour son anthrax ou furoncle du cou. Une grande incision en croix fait jaillir du cou royal, un flot de pus et le roi guérit rapidement. Dès lors, ayant acquis la confiance du souverain et l'amitié de Félix, il noue à la Cour de nombreuses relations, comme Nicolas Boileau (1636-1711) et Jean Racine (1639-1699). Il consulte la reine d'Angleterre, la marquise de Montespan et d'autres. La confiance qu'a le roi en Mareschal s'accroît encore, quand celui-ci en 1698, réussit à guérir le maréchal de Villeroy (1644-1730) d'une *descente d'organes*, dite chirurgie de la bubonocèle (hernie inguinale), jusque dans ses nobles bourses (10). Après la mort de Félix, il est nommé Premier chirurgien du royaume en juin 1703 : la saignée royale fera désormais partie de ses attributions.

En un peu plus de vingt-cinq ans, l'apprenti chirurgien est devenu un personnage considérable. Fin 1701, il s'est acquis la reconnaissance de Fagon, son alter ego, Premier Médecin, en l'opérant avec succès de la taille. D'après Saint-Simon (3), c'est Fagon, aidé de Madame de Maintenon, qui favorisa sa nomination. Le mémorialiste à l'ordinaire si acide dresse de lui un portrait flatteur : « *C'étoit un homme plein d'honneur, d'équité, de probité, et d'aversion pour le contraire, droit, franc et vrai et fort libre à le montrer, bon homme et rondement homme de bien et fort capable de servir, et par équité ou par amitié, de se commettre très librement à rompre des glaces auprès du Roi* ». Il est devenu le confident du Roi, faisant partie de la vie quotidienne du souverain. Il le suit partout notamment à la chasse pour le cas où. C'est ainsi qu'en1704, il réduisit avec, dit-on, une « *adresse sans égale* », l'épaule luxée du duc Charles de Berry (1686-1714), après une chute de cheval.

En cette année 1715, quand la santé du roi déclina, Mareschal, excellent opérateur doublé d'un bon clinicien, s'opposa à Fagon et à Madame de Maintenon, qui sous-estimaient l'état du royal patient (2). Fagon crut à une sciatique (5). Mareschal, lui, comprit très vite que le Roi était perdu. Il ne put rien contre la gangrène, qui atteint la jambe gauche et progressa très vite. Mareschal évoqua la possibilité d'une amputation. Le roi était consentant mais un peu tardivement (2). Terminons par les apothicaires de la Cour, dernier versant de la prise en charge médicale.

C) Les apothicaires de la Cour

S'il n'y a pas de Premier apothicaire dans la maison du Roi, l'équipe se compose de quatre apothicaires, servant par quartier, tenant boutique en ville le reste du temps. Ils ont quatre rôles pharmaceutiques : administrer les clystères, préparer les compositions (le lavement pré-chirurgie) pour les rares opérations chirurgicales royales (la fistule anale), fournir les remèdes, les épices, les confitures, les liqueurs à la Cour. Enfin, lors de l'autopsie du roi, ils assurent la fourniture des désinfectants, plantes et gommes nécessaires pour l'embaumement. Les drogues délivrées doivent être de première qualité, vérifiées par des apothicaires-jurés. Celles destinées au roi et à sa famille sont préparées sur prescription signée d'un médecin du roi (8).

Ces professionnels de la pharmacie, en lutte permanente avec les épiciers pour la vente et la fabrication de remèdes, acceptent mal, comme les chirurgiens, la mainmise de la Faculté de Médecine de Paris. Ils sont aussi en butte avec les charlatans de tout poil, les deux autres corps de métier n'y échappent pas non plus. En1648, le service pharmaceutique se développe et dénombre quatre charges d'aide apothicaires et un à deux apothicaires distillateurs. Toute une organisation se construit avec transporteur, apprentis, ainsi que les apothicaires des Services (chevaux, vénerie). Ces professionnels, sous la coupe du Premier médecin, exercent par quartier et travaillent en famille : les d'Hoquinquant de 1643 à 1703, la famille de Beaulieu, Jean de la Serre en 1714, **Simon Boulduc** (1652-1729) en 1699. Ce dernier bénéficie d'une belle carrière scientifique : maitre-épicier en 1662, maitre apothicaire en 1672, apothicaire-artiste de Louis en 1699, titulaire de la chaire de chimie au Jardin Royal, académicien des Sciences et après le décès de Fagon, en 1718, administrateur du Jardin jusqu'à sa mort en 1729, à 77 ans, sous le règne de Louis XV.

Voici quelques répliques retrouvées sur des gravures du XVIIe siècle :

L'Indisposée, malade, dans son lit :

Vous faites bien du bruit pour un sale mistère

Qui me desplait si fort qu'à regret j'y consens

Mais vous ne voyez pas qu'avec vostre clystère

Vous ne seauriez guérir la fièvre que je sens.

L'Apothicaire

Icy la seringue en main hastez vous donc Madame

De prendre pour le mieux ce petit lavement

Il vous rafraichira car vous nestes que flame

Et loutil que je tiens entrera doucement.

Quelle est la formation médicale et scientifique de ces acteurs de la santé du roi et la médecine de l'époque ?

II) LA MÉDECINE du 17e SIÈCLE

A) La formation du corps médical

Les années d'études du médecin

« *Vita brevis, ars longa* » (la vie est brève, l'art prend du temps, l'occasion est prompte à s'échapper, l'empirisme est dangereux, le raisonnement est difficile), tel est le premier Aphorisme d'Hippocrate, et quand ce grand thérapeute (ou un des écrivains du *Corpus Hippocraticum*) le formule, il fait exclusivement allusion à son art personnel, qui réclame en effet nombre de connaissances, une science approfondie autant qu'étendue, avec une riche et sûre expérience (7). Au XVIIe siècle, on s'applique consciencieusement à la vénérable sentence et pour être admis, il fallait avoir accompli de longues études. Comme la langue de la médecine était le latin, il fallait avoir accompli une scolarité normale et l'on obtiendra le diplôme de bachelier en médecine qu'à condition d'avoir confessé la foi catholique et avoir assisté à tous les services religieux de la Faculté, à moins que le jeune homme (surtout pas de jeune fille) ne soit « fils de maître » c'est-à-dire avoir un père médecin. Le candidat aura de très gros droits à payer pour son inscription et pour les examens. Pour suivre les études de la faculté de Paris, il fallait aussi trouver un logement parfois insalubre. La pension chez l'habitant pouvait coûter très cher. Notre étudiant philiâtre (du grec philo j'aime, et iatros, médecin) suit son cursus durant les deux premières années, s'instruit sur les choses naturelles (*res naturales*), les non-naturelles (*res non naturales*) et les contre-nature. Les choses naturelles comprennent l'anatomie et la physiologie, les choses non naturelles sont l'hygiène et la diététique, et les choses contre nature (*res praeter naturam*) sont la pathologie et la thérapeutique (7). À Montpellier, Hippocrate et Paracelse règnent en maître, tandis qu'à Paris, Galien est le maître à penser. Même si l'on sait maintenant que cinq à six aphorismes seulement sont authentiques, Hippocrate représente la grande autorité que l'on ne discute pas, que l'on ne manque pas d'invoquer à l'appui des diagnostics et des décisions. Il suffit qu'Hippocrate l'ait dit. On se contente de commenter inlassablement ses aphorismes et d'en tirer des conclusions selon les règles de la logique scolastique. On oubliait de suivre les indications qui complètent le premier de ces Aphorismes, à savoir « *l'expérience est trompeuse, le raisonnement difficile* » (7). Le philiatre doit savoir poursuivre un raisonnement jusqu'au dernier recoin de la logique, tout en s'attachant aveuglément aux opinions des Anciens. Les pathologies nouvelles, comme la syphilis ou grosse vérole, sont niées lors de leur apparition, car non décrites dans les textes anciens et pour cause ! On compte aussi sur *l'escolier* pour combattre les nouvelles découvertes biologiques, les remèdes inédits, la circulation du sang, et l'antimoine (7).

L'enseignement de la médecine n'avait pas de travaux pratiques sauf la botanique. En fait d'anatomie, l'étudiant médecin devait se contenter de regarder le modeste barbier chirurgien qui disséquait, plutôt rarement, faute de cadavres, les premiers rangs étant tenus par les élèves chirurgiens. Le professeur de chirurgie, lui, depuis un siècle, s'abaisse enfin à manier le scalpel, alors qu'il déléguait antérieurement (11) du haut de sa chaire : il disserte en lisant le texte de Galien. Notre écolier pouvait être chargé de reprendre la démonstration en latin, même s'il n'a pas vu grand-chose, à peine s'il sait reconnaître le foie, le cœur, les poumons.

Quant à la physiologie, on en est encore à discuter la théorie de William Harvey (1578-1657) sur la circulation du sang publiée en 1628, presque cinquante ans après sa publication, nous y reviendrons plus loin. Si l'enseignement de l'anatomie n'est pas parfait, celui de la botanique a pris un très bel essor : en 1696, le professeur dut ajouter à son cours les produits animaux et les minéraux employés en médecine (7). Il convient de savoir distinguer les plantes, dont on compose des médicaments, car la pharmacopée de l'époque est surtout végétale. Le Jardin du Roi a été créé par Louis XIII pour l'instruction des jeunes étudiants en médecine. Ce jardin deviendra un livre commun à tous les étudiants et le seul livre infaillible. Rappelons que le médecin Fagon, neveu du fondateur, naquit au Jardin royal et que Vallot y mourut, tous deux Premiers Médecins du Roi.

Le bachelier passe une semaine d'examens devant toute la faculté au grand complet et termine par le commentaire d'un Aphorisme du maître de COS. Puis l'étudiant prépare sa thèse, selon les règles intangibles du syllogisme avec majeur, mineur et conclusion. Lors de la soutenance, il est de bon ton de faire preuve d'éloquence et de répartie (7). Le répertoire des sujets de thèse était très vaste avec une tendance nette à s'intéresser aux questions sexuelles :

(*Le mal de dents est-il un symptôme de la passion amoureuse* ?) ou comme la première thèse de Gui Patin,

(*La femme peut-elle se transformer en homme* ? Précurseur, notre Doyen, les prémisses de l'étude des dysphories de genre !

Toutes ces thèses sont rédigées en latin, ne comportent jamais plus de quatre pages Mais le baccalauréat ne donne pas encore le droit d'exercer.

Il faut obtenir la licence, c'est la liberté d'examiner, de pratiquer et d'exercer tous les autres actes magistraux. Le candidat se prête encore à un examen particulier, c'est-à-dire qu'il va au domicile de chacun des docteurs qui lui posent des questions pratiques, parfois en présence d'un malade. La Faculté prend ses précautions pour ne pas introduire dans ses rangs un serpent venimeux ou une brebis galeuse. Gardons en tête « l'affaire » Théophraste Renaudot (1586-1653). L'honorable Maison tient à conserver sa pureté, son intégrité face à l'école de Médecine de Montpellier (7).

Pour terminer et enfin exercer, le candidat a encore droit à deux cérémonies religieuses et après avoir financé moult banquets, il peut pratiquer la médecine *hic et ubique terrarum,* à Paris et sur toute la terre, car la licence est catholique au sens propre du terme, c'est-à-dire universelle. Ce passage un peu long nous a permis de prendre conscience de la formation du futur médecin et de comprendre les querelles d'école, les luttes d'influence entre médecins, chirurgiens, apothicaires, et le bagage scientifique ancien, voire mince, surtout littéraire.

Et voici notre médecin libre de pratiquer, selon Molière dans le *Malade Imaginaire* en 1673 au troisième intermède :

Clysterium donnare,

Postea seignare,

Ensuita purgare,

Et le président du jury lui accordera en le coiffant du « docte bonnet »

Virtutem et puissanciam

Medicandi

Purgandi,

Seignandi,

Perçandi,

Taillandi,

Coupandi,

Et occidendi Impune per totam terram ; tout est dit !

Un autre auteur, Furetière (1619-1688) presque un classique, autant pour ses œuvres principales, le Dictionnaire et le Roman Bourgeois, que par les relations qu'il avait avec le groupe « d'intellectuels » formé par Boileau (1636-1711), la Fontaine (1621-1695), Racine (1639-1699), Molière (1622-1673) s'est exercé lui aussi, à la satire du corps médical (14). Le romancier-poète raconte qu'étant un jour malade, il reçoit la visite d'un médecin si pédant, qu'il semble à sa manière,

Que l'Université marche en lui tout entière.

Il nous dresse ainsi le portrait de ce docteur :

Son abord, il est vrai, soulagea mes douleurs ;

Voyant sa mine have et ses pasles couleurs, (...).

Que va dire ce plaisant personnage ?

.........Salve, mon cher enfant,

D'où vient qu'estes ainsi dans vostre lit jacente

Donnez-moi votre bras ; que vostre poux batte ferme :

O Dieux ! Mainte pustule sur vostre Epiderme !

Je vois à votre joue ainsi haute en couleur,

Que votre fièvre vient d'intestine chaleur,

Qui peut avec le temps se tourner en quartane ;

C'est pour quoy Secitir **ce** *soir la Médiane,*

Saignare

Qu'on prépare un clystére, avec Catholicon,

Violiers, Mélilot, Mauves, Taraxacon,

Clysterium donare

Et puis recipiat demain au crépuscule

De casse, dracmes huict, en bolus ou pilule,

Purgare

Je viendrai voir après quel en sera l'effet. (......)

On pourrait croire que la consultation est terminée ; il n'en est rien. Notre docteur entreprend alors une longue comparaison entre les diverses Facultés qui résume les disputes du monde médical, disputes si préjudiciables à l'autorité de la Faculté et au crédit des médecins.

... Il blâme surtout les Docteurs en Chimie,

Qui médisent si fort de la Phlébotomie,

Et c'est pour ce sujet qu'il traite d'écolier

L'hommel le plus sçavant s'il vient de Montpellier.

Il dit qu'ils sont bourreaux de la nature humaine,

S'ils ne font pas ouvrir à tous momens la veine,

Qu'ainsi, quoy qu'on ait dit, en usait Galien,

Et qu'en thérapeutique il réussissait bien

Appliquant à tous maux cette double recepte,

La fréquente saignée, ou la longue diette.

Louis XIV va « *bénéficier* » de l'application zélée de ces thérapeutiques, tout au cours de sa vie, avec une accélération vers la fin du Journal de Santé.

Les années d'études des chirurgiens

Au XVIIe siècle le service chirurgical, notamment des grands hôpitaux parisiens, l'Hôtel-Dieu ou l'hôpital de la Charité comprend un personnel fort important, dont les fonctions rappellent celles de nos internes et de nos externes des hôpitaux actuels (14). En tête se trouve un maître chirurgien, désigné par les médecins de l'hôpital. De 1650 à 1700, cette fonction est remplie par Maître Petit, soit une cinquantaine d'années ! En dessous de lui, lui servant de second, se trouve « un compagnon chirurgien » gagnant maîtrise au service du maître, c'est-à-dire pouvant passer maître au bout de six années de service. Viennent ensuite les compagnons chirurgiens internes, logés à l'hôpital, puis les apprentis chirurgiens, les uns au service du maître, logés chez lui et les autres apprentis externes. Au bout de deux ans, l'externe pouvait se présenter pour être interne, après l'examen de tous les médecins de l'Hôtel-Dieu et des chirurgiens. Les compagnons internes sont nommés pour quatre ans.

Les compagnons internes se partagent les salles et les différents services, sous la houlette du maître chirurgien, qui désigne à chacun sa tâche. Les compagnons examinent les malades entrant à l'hôpital et les dirigent vers la salle affectée à leur maladie : on pourrait dire actuellement les urgences. Un autre est attaché à la salle des opérations, sept aux salles des blessés, les derniers aux salles de femmes. À 6h30 ils font les pansements du matin pour la visite du médecin à huit heures. À une heure de l'après-midi, la corvée des saignées. On faisait quelquefois à l'Hôtel-Dieu plus de 400 saignées par jour. Vers 2h30, ont été renouvelés tous les pansements ; on relève avec soin la liste des malades présents jusqu'à six heures du soir. Vers neuf heures au plus tard, une contre-visite s'impose. Cet emploi du temps était parsemé de multiples exercices religieux : messes, prières en commun, catéchisme, etc. auxquels les compagnons cherchent ordinairement à se soustraire avec plus ou moins de succès.

Le service de garde dure une semaine entière ; il est pris par deux compagnons dont la journée était consacrée aux soins externes, dirions-nous actuellement, les malades du dehors venant se faire panser à l'hôpital. La nuit, ils couchent dans une petite chambre, prêts à répondre au moindre appel (la chambre de garde).

Les compagnons internes ne peuvent opérer sans autorisation formelle du maître chirurgien, ni même le droit de pratiquer des saignées un peu difficiles. Il fallut attendre une épidémie violente, comme celle de 1665, pour qu'ils soient autorisés à ouvrir les abcès et les bubons des pestiférés.

Le maître chirurgien devait faire des cours aux compagnons et veiller à leur instruction. Le Sieur Petit, qui fut maître pendant 50 ans, semble avoir souvent négligé cette partie de ses devoirs. Le bureau médical autorise les dissections, ou plutôt les ouvertures de cadavres, mais avec un certain nombre de restrictions.

Quoi qu'il en soit, les compagnons sortent de l'Hôtel-Dieu avec des connaissances pratiques étendues. Ambroise Paré (1510-1590), qui y avait été compagnon de 1530 à 1536, garda un excellent souvenir de son séjour dans cet hôpital et fit l'éloge de l'instruction qu'on y recevait (13).

Muni de son diplôme à Paris, notre compagnon devenu maître chirurgien se voit offrir plusieurs débouchés : soit chirurgien aux armées comme Ambroise Paré, soit une carrière hospitalière, dirions-nous, comme Mareschal, soit une carrière libérale avec l'ouverture d'une boutique en ville, soit le « salariat » auprès d'un grand personnage et son entourage, une fonction n'excluant pas l'autre.

En 1671, sous l'influence de Colbert (1619-1683), on fonda au Jardin Royal une chaire de chimie et de pharmacie en même temps que d'autres, d'anatomie et de chirurgie en1674, dont Pierre Dionis (1643-1718) fut longtemps le titulaire. À côté de la formation hospitalière et de son compagnonnage, la corporation de chirurgiens de St Come validait un enseignement plus livresque. Le professeur de chirurgie se borne à enseigner : les descriptions d'Hippocrate sur les ulcères, les fractures, celles de Galien sur les os, les bandages d'Oribase (320-400), le sixième livre de Paul d'Egine (625 ? - 690), les chirurgies d'Albucassis (936 ? - 1013) et de Guy de Chauliac (1298 ? - 1368) (14).

En1712, Fagon fit créer une chaire de médecine. Les leçons d'anatomie et de chirurgie se faisaient dans un amphithéâtre entouré de gradins (un *théâtre d'anatomie*), d'où chacun pouvait voir la table du milieu, sur laquelle était le cadavre, qui servait de sujet à la démonstration du professeur. Un enseignement tout à fait actualisé, puisque Dionis (1643-1718) y enseignait la circulation sanguine, contre l'avis de la Faculté de Médecine !

Tout autre est la formation d'un maître chirurgien en province, loin de Sainte Côme et de ses amphithéâtres, ou de la formation hospitalière. Le principe reste toutefois le même, imposé par la corporation très organisée de chirurgiens, à la tête de laquelle siège le Lieutenant des Maitres-chirurgiens, nommé par le premier Médecin dès 1666 puis le Chirurgien-Juré en 1699 pour la « médecine légale » (15). Un apprentissage chez plusieurs maîtres chirurgiens privés, militaires ou hospitaliers, des examens pratiques et théoriques se finit par le Grand Œuvre.

Ce chirurgien de campagne (dit de petite expérience) s'occupe de médecine générale, de l'excision des bubons pesteux en période d'épidémie, de médecine vétérinaire et de gynécologie obstétrique, si les relations sont favorables avec les sages-femmes locales.

Les années d'études de l'apothicaire

Sous la férule des médecins de la Faculté de Paris, la formation des apothicaires suit le cursus classique de l'apprentissage, du compagnonnage et de la maitrise ; ils ont les mêmes soucis d'identité et de reconnaissance, avec la corporation des Epiciers, qui peut leur faire concurrence, que les Chirurgiens vis-à-vis des Barbiers. Les cours sont organisés par les médecins, puis par un apothicaire-professeur après 1708. Ce n'est qu'en 1696 que les pharmacies galénique et chimique sont enseignées ; les examens de maitrise sont supervisés conjointement par les médecins et les apothicaires.

Pour exercer l'art, l'apothicaire doit posséder un gran nombre de qualités selon Nicolas Lémery (1645-1715) auteur de la très célèbre Pharmacopée (21).

« Un apothicaire doit être prudent, sage, de bonnes mœurs, modéré en ses passions, sobre, craignant Dieu, laborieux, vigilant, ayant appris la langue latine, qui lui sera nécessaire pour pouvoir entendre les livres latins de son art et les ordonnances des médecins, et possédant un bien raisonnable pour subvenir aux dépenses considérables auxquelles il est obligé.

Il doit faire un apprentissage de trois à quatre années selon les statuts, chez un habile maître, après quoi il est bon qu'il voyage, et qu'il travaille dans les principales villes du royaume, où la pharmacie se fait avec le plus de réputation pour se former dans la vacation et pour apprendre les différentes manières d'opérer.

Ce fonds étant fait, il sera capable d'être reçu à la maîtrise et de tenir boutique, c'est là où il a besoin de toutes ses bonnes qualités, et où il faut sur tout ce qu'il fait exempt de l'avarice, qui lui ferait acheter des drogues vieilles et surannées pour en avoir bon marché, il doit toujours choisir les plus belles et les meilleures, quoi qu'elles coûtent. Outre que par là il s'acquittera de son devoir, il en sera bientôt récompensé, par ce que les médecins et les malades ayant reconnu les bons effets que ses remèdes produisent, le mettront en réputation.

Il faut qu'il ait soin de renouveler les drogues, qui en vieillissant perdent la plus grande partie de leurs qualités, comme les conserves, les infusions, les sucs, les eaux distillées. Qu'il travaille ou qu'il soit présent à toutes les compositions qui se font chez lui, ne se mettant point en peine de porter lui-même les médecines aux malades, comme de les préparer avec exactitude.

Enfin qu'il évite d'acheter les compositions de pharmacie que vendent les épiciers et les colporteurs et principalement de celles qu'on étale aux foires, comme de la thériaque, du Mithridate, des confections d'hyacinthe et d'alkermès, du cristal minéral, des sels d'absinthe, de tamarin, de sublimé doux, car elles sont presque toutes falsifiées : et qu'il s'assurera qu'on n'y aura point mêlé par méprise ou autrement quelque ingrédient dangereux. Il faut, autant qu'il sera possible, que tous les médicaments composés qu'il emploiera, aient été faits chez lui, afin qu'il soit sûr de leur bonté.

Il ne faut pas qu'il soit présomptueux pour entreprendre ce qui est au-dessus de sa portée, mais que selon la subordination justement établie, il soit soumis et lié intérêt au médecin, pour le soulagement du malade, ce qui est le but où l'un et l'autre doivent aspirer » (21).

B) La science et les discussions scientifiques médicales

Tout d'abord nous devons signaler un défaut commun à un certain nombre de ceux qui ont parlé des théories et des luttes scientifiques de cette époque. Il est de coutume de traiter d'ignorants, médiocres, charlatans, tous les partisans des anciennes idées, qui allaient être battues en brèche. Il est en effet facile, lorsque l'on connaît l'issue de ces luttes et que l'on a assisté au triomphe définitif de certaines théories, comme nous, de juger sévèrement ceux qui professaient, avec la meilleure conscience du monde, des idées contraires, anciennes enseignées depuis des siècles. Nous ne sommes pas à l'abri, médecins contemporains, que notre médecine du XXIe siècle ne soit considérée de la même manière qu'au XIIIe siècle, c'est-à-dire comme une médecine moyenâgeuse. Paisiblement, nous résumerons l'histoire des disputes de ces savants docteurs, qui étaient pour la plupart de fort honnêtes gens, en recherche de la vérité, dans un monde aux connaissances en devenir, et ayant tous en vue le bien des malades, selon le serment d'Hippocrate (14).

Héritier des religions-médecine de Mésopotamie, d'Égypte, le système philosophique, reposant sur un ensemble d'idées, de croyances empiriques et mystiques est amplifié par des Grecs. *La Médecine est la philosophie de l'âme,* dit Platon (428 B JC -348 B JC). Toutes ces théories, parfois éparses, se regroupent pour résumer la science du monde, notamment à Alexandrie, l'entrepôt à la fois commercial et intellectuel de l'Orient et de l'Occident. Les Grecs y apportèrent leur philosophie, une partie de leur médecine, les Égyptiens leurs connaissances en chimie et leurs secrets métallurgiques, les Mésopotamiens l'astrologie, les Juifs, si nombreux à Alexandrie, les idées mystiques et la notion des esprits. Après la chute de l'empire d'Occident, cette science universelle reste cantonnée dans l'empire d'Orient. Toute trace de culture ne disparut pas pour autant en Occident, grâce aux traductions arabes puis latines des ouvrages grecs. Au scriptorium du Mont-Saint-Michel entre autres, il n'y eut pas oubli complet de la science ancienne. Après un passage par les Nestoriens de langage arabe, la science grecque réapparut au neuvième siècle à l'école de Salerne. Ce furent les Arabes qui réintroduisirent les connaissances d'Aristote et d'Hippocrate dans la science universelle, dont nous avons parlé. Après avoir pris droit de cité dans les écoles de médecine de Padoue, Bologne, Montpellier, Barcelone, ces théories achevèrent de se répandre en Europe.

Ce système philosophique de l'Univers se divise en trois parties : la plus importante, la première partie est le *monde divin ou spirituel*, c'est le monde de Dieu. La seconde sert d'intermédiaire entre la première et la troisième : c'est le *monde céleste*, le monde des astres. La troisième partie est le monde des faits perçus par nos sens, causés par les principes du monde divin et régis par les lois du monde céleste : ce troisième monde est celui de l'homme qui s'agite, le *monde élémentaire.* Chacun de ces mondes correspond à un nombre : pour le monde divin qui est ternaire, c'est le chiffre trois (la Trinité), pour le monde céleste qui est septénaire, c'est le chiffre sept (les sept planètes la Terre, la Lune, Mercure, Vénus, Mars, Jupiter, Saturne). Le nombre quatre régit le monde élémentaire qui de ce fait est quaternaire (les quatre éléments, les quatre qualités premières de la matière attribuées à Empédocle (Vème siècle). La croyance à l'influence des nombres révèle la glose de Pythagore (580 ? À JC-495 ? À JC), édifiée en véritable système.

L'univers représente le M*acrocosme* ; l'homme qui est l'œuvre, que Dieu a créé à son image, est composé de la même manière ; il constitue, lui, le *Microcosme.* Le monde élémentaire se présente à nos sens sous quatre aspects différents ou quatre *éléments* : la terre, l'eau, l'air et le feu. Il ne faut pas prendre ces termes dans leur sens propre, mais dans le sens des anciens physiciens. L'élément terre désigne l'état solide de la matière, l'élément eau : l'état liquide, l'élément air : l'état gazeux, et l'élément feu désigne la combustion des corps. La matière ne passe d'un élément à un autre que sous l'influence de certaines *qualités premières.* Ce sont le chaud, le froid, le sec et l'humide. On remarquera que ces qualités sont opposées les unes aux autres et se neutralisent. Ces *qualités premières* modifient la matière selon des causes diverses. Les différents corps de la nature évoluent aussi constamment. La même influence est exercée sur les corps, par les astres du monde céleste, par l'Esprit divin, par Dieu. Ces différentes idées sur les éléments et des qualités premières de la matière constituent la base de la science du XVIIe siècle.

Pour mettre en rapport les trois mondes, pour permettre aux différents principes spirituels d'agir sur la matière, un intermédiaire est nécessaire. On le créa et le terme *Spiritus*, substance vague et indéterminée, tenant le milieu entre l'esprit et la matière apparut. Cet élément, indispensable au Macrocosme, existe aussi dans le Microcosme où nous le retrouverons.

De ces théories singulières, est née l'alchimie et par la suite la chimie qui jouèrent un rôle si considérable dans les sciences médicales. Selon l'alchimiste Nicolas de Grosparmy (1380 ? - ?), la matière unique et primitive se présente dans le monde élémentaire sous trois formes différentes : le mercure, le soufre et le sel. Ces trois principes entrent dans la composition de tous les corps mais aucun des trois n'existe à l'état de pureté dans la nature. Si l'on extrait du mercure ordinaire le soufre et le sel, on obtient une substance génératrice des autres métaux appelée *le mercure des philosophes.* Ces idées nous rendent compréhensible la théorie de la transmutation des métaux, qui passionna tant de gens pendant des siècles. Il s'agissait de traiter un métal quelconque, de le faire revenir au type primitif, *mercure des philosophes* et de le transformer vers le type or. La substance chimique nécessaire pour faire subir au métal cette modification n'est autre que *la pierre philosophale ou poudre de projection.*

Il est facile maintenant d'énumérer les différentes parties de cette science : l'étude du divin constitue la métaphysique, celle des astres et de leur influence, l'astrologie, celle des différents esprits et leur action n'est autre que la magie, l'étude des différents corps et de leur transformation constitue l'alchimie, celle du microcosme ou corps humain la médecine. Toutes ces différentes parties de la science sont intimement reliées les unes aux autres, c'est pourquoi les savants du Moyen Âge tel Arnaud de Villeneuve (1240-1311) étaient à la fois philosophes, astrologues, alchimistes et médecins. Ce paragraphe permet de comprendre les différentes facettes et les origines de l'Art Médical.

Puis le Temps fit son affaire, comme toujours. Tout d'abord l'Église, régnant en maîtresse des corps et des âmes, ne tarda pas à réprouver ces doctrines scientifiques et à les considérer comme œuvre diabolique. La magie est proscrite, et ceux qui s'y livraient furent déclarés sorciers et suppôts de Satan. Même si le XVIe siècle eut quelques illustres représentants, comme Paracelse (1493-1541), les sciences dites occultes tombent en défaveur. L'esprit critique, éveillé par la Renaissance, sous la plume de Rabelais (1483 ou 1493-1553), et de Montaigne (1533-1592) leur porta des coups terribles. Au XVIIe siècle, la plupart des beaux esprits ne croient plus en l'astrologie sauf Guy de la Brosse (1586-1641), le créateur du Jardin Royal, qui admet encore l'influence des astres sur les maladies. Les nombreux échecs des alchimistes dans leur recherche de la pierre philosophale ont fait tomber leur science en discrédit, bien qu'au XVIIIe siècle voire même jusqu'au XIXe siècle, certains y soient restés fidèles, notamment Philippe II d'Orléans (1674-1723) le futur Régent, dont le laboratoire au Palais-Royal était connu. La vieille alchimie est reprise en considération avec l'apparition de la chimie moderne.

De tout ce vieil échafaudage scientifique de l'Antiquité, il ne restait plus au XVIIe siècle, comme universellement admis et pratiquement enseigné, que la notion des quatre éléments et des quatre qualités premières de la matière. Pour la science du microcosme ou du corps humain, celle-ci, forte de l'appui de Galien dont elle résumait les principales idées, n'avait pas bougé. Telle elle était au Moyen Âge, telle nous la retrouvons au XVIIe siècle.

C) Les Humeurs

Nous avons vu qu'entre le monde divin, source de toutes les causes, et le monde élémentaire, source de tous les phénomènes, il y a un intermédiaire : le *Spiritus.* Il en est de même entre l'âme et le corps, ce rôle est rempli par les esprits. Ambroise Paré (1510-1590) nous dit : « *l'esprit est une substance subtile, aérée, transparente et luisante, faicte de la partie du sang la plus légère et ténue, afin que par icelle la vertu des facultéz principales, qui gouvernent notre corps, soit conduite et portée aux autres parties pour faire leurs propres actions ».* Cet esprit se présente sous un triple aspect : *l'esprit animal* dont le siège est le cerveau, et qui sert de véhicule aux sensations, cet organe participe au mouvement par l'intermédiaire des nerfs et des muscles ; *l'esprit vital* qui siège au cœur et qui répand la chaleur dans tous les organes, et enfin *l'esprit naturel* (« *si d'aventure il y en a un* » : dit Ambroise Paré), qui réside dans le foie et les veines et qui veille à la nutrition de chacun des organes. Le corps de l'homme faisant partie intégrante du monde élémentaire est soumis à toutes ces lois, et c'est ainsi que suivant les médecins astrologues, il subit l'influence des astres comme le reste de l'univers. Composé des quatre éléments et des quatre qualités premières, l'ensemble détermine son tempérament. Le tempérament idéal est celui du *tempérament tempéré* où les quatre qualités se compensent. Ceci constitue l'état de santé. Cet équilibre parfait, rare du reste, est souvent troublé et le tempérament devient alors *intempéré.* Le tempérament est dit *intempéré simple,* lorsqu'une seule des quatre qualités prédomine, chaud, sec, froid ou humide ; il est dit *intempéré composé* lorsque deux des qualités sont présentes, chaud et humide, chaud et sec, etc. Il y avait donc huit tempéraments possibles. Tout cela paraît simple. Mais ce qui compliquait les choses, c'était que, chez le même malade, le cerveau pouvait être chaud et humide tandis que le foie était froid et sec, nous voyons ici le désordre et le travail nécessaire pour remettre ces humeurs en bon ordre et la difficulté. En effet, aux quatre éléments et aux quatre qualités, il faut rajouter quatre humeurs différentes : le sang, le flegme ou pituite, la cholère ou bile jaune, et la mélancolie, l'atrabile ou bile noire. Chaque humeur est associée à un organe. La nature a prévu, pour les humeurs en excès, un moyen d'évacuation : la bile jaune est évacuée par le canal biliaire dans l'intestin, le sang par le nez (épistaxis), la bouche (épistaxis ou hémoptysie) ou les menstruations ; le phlegme (pituite) à partir du corps pituitaire du cerveau, à travers la lame criblée de l'ethmoïde vers les narines (16). La bile noire de la rate pose problème : certains décrivent un canal imaginaire de la rate à l'estomac, d'autres prétendent que la bile noire gagne l'estomac par les vaisseaux sanguins ou encore qu'elle est excrétée par le système veineux porte vers les veines hémorroïdaires.

Ces humeurs ont une importance considérable (tableau) : c'est sur elles que repose tout l'ancien édifice médical.

Le sang est la plus noble de ces humeurs. C'est lui qui distille cette matière subtile constituant les esprits. Son tempérament est chaud et humide comme celui de l'air. D'une belle couleur rouge et vermeille, il a pour fonction de nourrir principalement les parties musculaires et aide l'esprit vital à distribuer la chaleur dans l'économie.

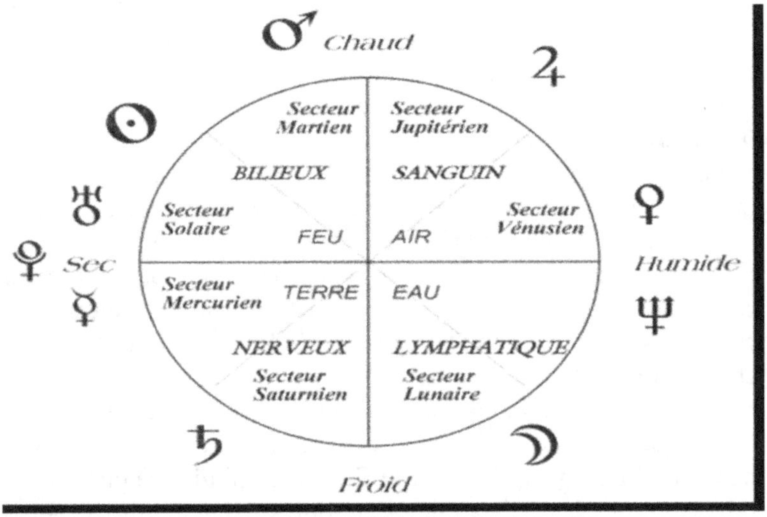

Tableau des humeurs, qualités, astres et tempéraments.

Le flegme ou pituite tient de la nature de l'eau : il est froid et humide, de couleur blanchâtre. Il prend naissance dans diverses glandes, notamment dans le corps pituitaire ou hypophyse. Ses fonctions sont multiples, nourrir le cerveau ainsi que les autres parties du corps froide et humide, il modère l'ardeur du sang. Il représente toutes les sécrétions muqueuses considérées comme étant d'une nature unique.

La cholére ou bile est chaude et sèche de la même nature que le feu. Sa consistance est tenue et subtile, d'une couleur jaune pâle et de saveur amère. Elle est engendrée pour exciter la vertu expulsée des intestins, elle sert aussi à la nutrition des parties du corps.

Les trois humeurs précédentes ont une existence évidente. Quelles que soient les erreurs que l'on professe à leur égard, ces trois liquides existent réellement et chacun peut les voir. Comme il en fallait une quatrième, les anciens Grecs l'ont créée de toutes pièces : c'est la mélancolie ou bile noire, l'atrabile. Elle est engendrée par la rate et sa fonction principale consiste à exciter l'appétit. Personne ne peut affirmer avoir vu d'une façon certaine cette quatrième humeur, mais on ne pouvait mettre son existence en doute, Galien l'avait décrite. Le maître ayant parlé, il n'y a pas de raison de discuter…

La prédominance de l'une de ces humeurs, chez un individu, donnait à celui-ci un tempérament particulier. D'où les expressions *un tempérament sanguin* ou *un tempérament bilieux* qui sont restées en usage encore de nos jours. Fagon, le dernier médecin de Louis XIV, parle d'un *tempérament mélancolique tempéré,* ce qui peut se comprendre (5) : Louis ressentait l'âge arriver, les décès familiaux se multipliaient, les effets désastreux de la révocation de l'édit de Nantes apparaissaient…

Tels étaient les principes généraux de la science médicale au XVIIe siècle.

L'anatomie (et le corps chirurgical) ne peut se contenter de ces spéculations fantaisistes. Elle s'est créée lentement grâce aux patientes dissections du XIVe siècle au XVIIe siècle. On peut dire qu'elle a été construite pièce par pièce sous les scalpels de Mondino de Luzzi (1270-1326), dès 1315, l'immense André Vésale (1514-1564), Riolan (1577-1657) pour n'en citer qu'un, appartenant à la faculté de Paris. C'était un travail lent mais sûr. Ainsi au XVIIe siècle on avait, sur l'anatomie, des idées plus restreintes qu'aujourd'hui, mais exactes (14).

D) La Physiologie

Il n'en était pas de même de la physiologie. Les idées de Galien régnaient en maîtresse. Galien croyait que, les aliments une fois digérés et transformés dans le tube digestif, et conduits sous forme de « chyle » par les veines mésentériques, par la veine porte, de l'intestin au foie, où ils se dépouillent de leurs impuretés, la vésicule retirait du fiel les parties les plus légères, la rate, les plus épaisses, et les reins, les éléments aqueux. Il se change ainsi en sang veineux et prend la couleur rouge « *de même que le moût de raisin mis en cuve se change en vin* ». Ce sang veineux est imprégné d'esprit qui réside dans toute substance vivante : c'est l'esprit naturel qui dérive de l'esprit universel. Le foie est donc l'organe de la fabrication sanguine. Du foie naissent les veines qui conduisent le sang veineux vers les différentes parties du corps, principalement le cœur, source de la chaleur animale. Voici posé le premier principe de la physiologie galénique : **jecur venarum principium :** le foie source des veines (16).

Il existe deux veines caves, dont l'une descendante irrigue la moitié inférieure du corps jusqu'aux doigts de pied, et l'autre ascendante fournit le sang nécessaire à la partie supérieure jusqu'à la tête et au cuir chevelu. Pour que ce *calorique inné,* force primitive et naturelle, ne soit pas excessif, il faut un modérateur. Ce modérateur se trouve dans le poumon, attirant sans relâche, par la respiration, un air nouveau, lors de l'inspiration, qui rafraîchit et tempère incessamment la plus grande partie du sang. Ce dernier, du ventricule droit du cœur, passe en partie dans le poumon par la *veine artérieuse (*l'artère pulmonaire) pour se débarrasser de ses vapeurs lors de l'expiration.

Pour Galien, le pneuma ou esprit ou anima, qui est universel, pénètre de plus par la trachée, les poumons puis par l'intermédiaire de « l'artère veineuse » (les veines pulmonaires) jusqu'au cœur gauche. Comme la cloison inter ventriculaire est perforée d'orifices ou *pores*, tout le sang contenu dans le cœur est ainsi directement rafraîchi par l'air. Ce mouvement de va-et-vient du sang se résume d'Aristote (emprunté par Galien) et de son observation du mouvement alternatif de la mer dans le célèbre canal de l'Euripe, qui sépare l'île d'Eubée du continent grec, et dont le courant change de sens, de direction, sans qu'on sache pourquoi (16).

C'est par ces mêmes pores, que le sang du ventricule droit passe presque en totalité dans le ventricule gauche, où se forme, de l'exaltation du sang, *l'esprit vital,* qui est porté aux organes par les artères, avec un sang de couleur plus vermeille, un *sang spiritueux (*un peu de sang et beaucoup d'air). Les artères comme les veines, conduisent donc le sang du centre à la périphérie, les battements des artères ayant pour cause une vertu pulsatile, qu'elles tiraient du cœur. C'est le deuxième principe de la physiologie galénique : **cor vitalis facultatis fomes et arteriarum principium**, le cœur de la faculté vitale et origine des artères. Le sang se perd ensuite dans les tissus en les nourrissant comme l'eau du jardin. Une partie de l'esprit vital, porté aux organes par les artères arrive par les carotides (soporales ou apoplectiques) aux ventricules du cerveau. De cette zone postérieure du cerceau présente chez l'animal, mais absente chez l'Homme, maintes fois remise en question par les plus savants des anatomistes (Vésale), *le Rete Mirabilis*, plus complètement élaboré, perfectionné, mûri, naît *l'esprit animal* qui forme l'élément le plus noble du corps de l'homme, la propre substance de l'âme. C'est le troisième principe de la physiologie galénique : **rete mirabilis in quo spiritus ad animalem preparatur,** le réseau admirable dans lequel l'esprit vital est transformé en esprit animal. Les esprits animaux sont conduits du cerveau, par les nerfs qui en émanent, à toutes les parties de l'organisme auquel ils distribuent la sensibilité et le mouvement.

Au XVIIe siècle, du moins dans sa première moitié, on trouvait ces notions admirables. En effet Galien, en essayant de réunir en système les idées de son temps, avait fondé une théorie fausse et féconde, dont l'ensemble constitue un tout relativement cohérent permettant de fournir une explication et de proposer une thérapeutique aux malades. Évidemment, quand on est persuadé que le sang ne revient pas au cœur, qu'il stagne dans les organes en s'y accumulant, on est tenté d'en vider ce qu'on pense être du trop-plein (7).

Enfin ce système « physiologique » a duré plus de 1500 ans (16). De ses confrontations avec les découvertes modernes, allait jaillir la physiologie actuelle. Dans le cours du XVIIe siècle, de grandes brèches furent pratiquées dans cet édifice si habilement construit. Faute d'une physiologie rationnelle, les médecins se sont trouvés embarrassés en présence de faits pathologiques. Ils cherchaient à les plier coûte que coûte aux théories des Anciens (7). Si un esprit, plus positif, se met à examiner les faits de plus près, cela déconcerte la Faculté et ses dogmes.

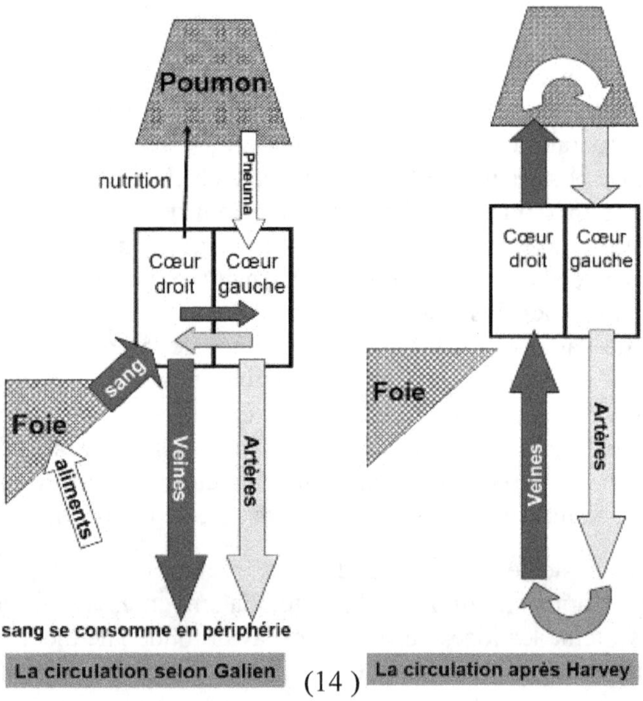

(14)

C'est ce qui s'est produit, quand William Harvey (1578-1657) révéla le circuit du sang dans l'organisme. C'est alors qu'en 1628, parut l'ouvrage de William Harvey « *Exercitatio anatomica de motu cordis et sanguinis in animalibus* » (essai sur le mouvement du cœur et la circulation du sang) qui révéla le grand secret, faisant révolution (7). En fait, la circulation du sang avait été approchée par Ibn Nafis (1210-1283) du Caire, qui affirmait qu'il n'y avait pas de passage entre les deux ventricules (14). Le passage du sang se fait dans les poumons après que ce sang ait été chauffé et soit remonté du ventricule droit. La description de la petite circulation est faite, mais malheureusement cette théorie tombe dans l'oubli.

D'autres avaient déjà fait une partie du chemin, tel Michel Servet (1511-1553), au siècle précédent, avec la petite circulation, Fabrice d'Acquapendente (1537-1619) avec les valvules des veines, et après lui, Pecquet (1622-1674), le réservoir qui porte son nom en 1649 et la circulation lymphatique (17). Les querelles médicales à ce propos furent légion, Gui Patin toujours en première ligne. « *Le foie est mort* » disait Thomas Bartholin (1616-1680), vive la circulation ! C'était en effet la fin de tout. Que va devenir notre science ? a-t-on dit à Montpellier : *quid de nostra fiet medicina* ? Les résistances cessèrent avec le décès des protagonistes (14).

En 1663, Fagon se montre favorable à la circulation. À la Cour, où la faculté n'est pas la maîtresse, on en est partisan, et Louis XIV, conseillé par Fagon, confie au grand chirurgien Pierre Dionis (1643-1718) en 1673 la chaire d'anatomie au Jardin des Plantes avec mission d'y enseigner la circulation et les nouvelles théories « à portes ouvertes et gratuitement ». Dans le même ordre d'idées, la querelle de l'antimoine cessa en 1658, lors de la guérison du roi à Calais et en1666, l'usage de l'antimoine était autorisé par la Parlement (17). Toutes ces disputes n'ont pas échappé à un public extra médical, que l'on qualifierait maintenant d'humoriste :

« *Vous sçaurez qu'en la Médecine,*

Aujourd'hui, certaine doctrine

Travestit beaucoup de Docteurs

En autant de gladiateurs,

Et que l'antimoine est l'Héléne,

Qui met ces messieurs hors d'haleine (15) ».

E) Le diagnostic médical

Le médecin, tout juste sorti de la Faculté, ne possède de la maladie et des malades, que des connaissances presque exclusivement livresques ou verbales. Peut-être a-t-il suivi un « patron » lors de ses visites à domicile ou a-t-il suivi un stage à l'Hôtel-Dieu pendant trois mois pour accompagner des visites de médecins, de salle en salle (7). Pour établir un diagnostic « sûr », nous l'avons déjà évoqué, il fallait avoir à cette époque, accumulé des observations personnelles, sur la nature du pouls d'abord, sur la couleur des urines ensuite, et troisièmement sur l'aspect des selles.

Le pouls : on le prend pour une cause, alors qu'il n'est qu'un effet. On en distingue de toutes sortes, qui dénoncent chacun un tempérament (inégal, fourmillant, convulsif, effilé en queue de rat, désordonné de fort mauvais signe). On voit que l'affaire réclame de la subtilité... et Molière, à plusieurs reprises, ne s'y est pas trompé : dans *le Médecin malgré lui* (1666) *Acte II, scène IV*, il permet à Sganarelle de diagnostiquer la maladie de Lucinde :

« Donnez-moi votre bras. Voici un pouls qui marque que votre fille est muette ».

Après l'examen du pouls, vient celui des urines que l'on recueille dans un de ces récipients de chimistes que l'on appelle ballon, ancêtre de la matula, afin de les mirer à la lumière (7). On distingue de nombreuses formes cliniques d'urine, selon la couleur, l'odeur, la fluidité, la limpidité, la nature, les dépôts. On peut les comparer au nuancier du Moyen Âge (19). Le rouge n'annonce rien de bien, l'urine verte non plus. L'aspect de l'écume n'est pas à négliger, ainsi que les corps étrangers : graisses, sable, et l'on va même jusqu'à la goûter, pour vérifier qu'il n'y a pas diabète (7).

Quant aux matières fécales, on ne se contente pas d'interroger le malade sur leur couleur, leur consistance et leur odeur. Le médecin, consciencieux, n'hésite pas à les examiner et à les flairer de près. (*Les selles doivent être bien cuites et bien conditionnées).* Selon Fagon surtout, ses prédécesseurs et lui-même étudient de très près les selles de leur royal malade et ils en fournissent de minutieuses et parfois fastidieuses descriptions (1) sans se poser les vraies questions, lors de découvertes de sang ou d'ascaris.

Le sang enfin, soutiré par la saignée, fournit des indications de premier ordre tant par sa consistance que par sa couleur. Ainsi la fièvre quarte rend le sang noir et aqueux (7),

La couleur de la peau, les manifestations épidermiques, l'inflammation ou la présence de boutons, l'aspect de la langue aident aussi au diagnostic.

Le sens clinique (au sens grec klinikos, au lit du patient) n'était pas complètement absent : ils analysent les signes présentés par les malades, douleurs, toux, sueurs, vapeurs. Le sens clinique est alors à son maximum. On interroge le malade sur le siège de ses douleurs et sur les troubles survenus dans ses fonctions. Ces médecins ne possèdent comme instrument d'investigation que leurs cinq sens (le goût, l'ouïe, la vision, le tact, le toucher). Le microscope optique, découvert en 1595 par Zacharie Jansen (1588-1631), repris par Antoni van Leeuwenhoek (1632-1723) n'en est qu'à ses premières découvertes ; le globule rouge ne sera reconnu qu'en 1674, le spermatozoïde qu'après 1678 (19). La science est donc en marche : nous sommes encore loin de la microbiologie, de la génétique et de l'imagerie.

F) Les maladies

La pathologie tout entière découle donc des théories précédentes précédemment clarifiées. Le classement des maladies et les hypothèses que l'on faisait de leurs causes reposent exclusivement sur le déplacement et l'altération des humeurs, ainsi que sur les modifications des tempéraments. Galien, dans ses Livres, démontre qu'il emprunte un peu à toutes les écoles de son temps. Avec l'école Dogmatique et son raisonnement, il cherche à connaître les causes des maladies ; avec l'école des Empiriques, il tient compte de l'expérience. En empruntant à l'école des Méthodistes, pour connaître les maladies, il suffit de connaître leurs effets et notamment sur les excrétions du malade (17).

La santé résulte d'un équilibre des quatre humeurs, qui ne quittent pas les quartiers de l'organisme attribués par la nature. L'état morbide ou la maladie résulte de la viciation ou de l'excès d'une de ces humeurs, qui envahissent des organes qui ne leur sont pas destinés. C'est ainsi que le phlegmon est produit par le sang, l'œdème par la pituite, les fièvres par la bile, le squirrhe, autre nom du cancer par l'atrabilaire. Les médecins attribuent aux humeurs presque toutes les maladies, supposant que, d'abord dans un état de crudité, elles éprouvaient ensuite un degré de coction sans lequel elles ne pouvaient être rejetées sous forme de vapeur. Cette époque de la coction des humeurs précédait toujours de quelque temps celle du déclin de la maladie (14). Le traitement de la maladie devra chasser l'humeur en excès ou humeur viciée, dite aussi *humeur peccante.* Parmi les humeurs peccantes, les unes sont *acres et mordicantes* qui produisent l'inflammation, les autres *putrides et pestilentielles* engendrent la consomption ou la pourriture (17).

Comment ces humeurs voyageaient-elles ? On ne l'expliquait guère mais puisque Galien l'avait dit !. Comme on peut s'en rendre compte, Molière n'exagérait que fort peu dans les discours qu'il prêtait à ses médecins. Certains pensent qu'il a fait des études de médecine avant d'être un auteur de comédies, tant il est au fait des raisonnements, d'autres suggèrent la proximité de plusieurs amis médecins ayant le sens de l'humour et de la dérision (15).

Il est évidemment difficile de poser un vrai diagnostic après un pareil examen du patient. Tout juste cherche-t-on simplement à deviner la nature de la maladie en se basant sur le premier symptôme saisi au hasard et l'on édifiait immédiatement une théorie afin que de prouver que la maladie siégeait dans tel organe et avait été produite par telle ou telle humeur. Inutile de dire que très souvent, autant il y avait de médecins autour du malade, autant il y avait de diagnostics.

Dans le Journal de Santé, en fonction du médecin, le tempérament et les humeurs de Louis XIV sont différents. Autant Daquin voit-il le royal patient en tempérament bilieux, que Fagon le diagnostique en tempérament mélancolique (5) : il faut dire que le Roi, sur le deuxième versant de sa vie, n'est pas serein, nous le savons.

Qu'en est-il du diabète ? Depuis Arêtée de Cappadoce (1er ou 2e siècle après JC), le diabète (*dia-baino* passer au travers) et Galien (*urina mellita* urine mielleuse), le diabète est considéré comme une maladie urinaire (19) rare. Galien n'en a consigné qu'une seule observation, de type I ; le type II, plus fréquent actuellement, n'est pas encore reconnu, du moins dans le monde occidental (18).

G) La thérapeutique

Au vu des difficultés de diagnostic et de la méconnaissance, même si elle diminue au fil des années, de la physiologie, le traitement appliqué, trop souvent fondé sur des analogies, nous paraît à nous, qui croyons savoir, au vingt et unième siècle, bien hasardeux. La thérapeutique, toujours sous l'œil hippocratico-galénique, se base sur trois éléments : la diététique, la pharmacologie et en cas d'échec des deux premières, la chirurgie, le travail de la main (chir en grec).

Le principe de Galien, en disciple fidèle de son maitre Hippocrate, demeure le suivant : *contraria contrariis curantur* (les contraires sont soignés par les contraires) (17). La thérapeutique est dite allopathique.

Moyens thérapeutiques

La diététique :

Les traitements diététiques sont directement issus du Corpus Hippocratique (*du régime*).

Les médecins au cours de toute maladie débutent par un régime spécial, que doit suivre le malade et qui doit compléter l'effet de ces trois merveilleuses panacées : clystère, saignée, purge : c'est l'usage des viandes blanches, l'absorption de nombreuses tisanes, de petit lait et autre boisson ou aliments rafraîchissants. Les aliments eux-mêmes sont dotés de qualités et de vertus thérapeutiques spécifiques, de degrés complexes (17).

La pharmacologie :

Puisque la diététique n'a pas suffi à remettre les humeurs en ordre, il faut instituer un traitement curatif, qui permet de rendre à l'organe malade, son tempérament tempéré. À une maladie au tempérament chaud et sec, le médicament devra restituer l'humidité et le froid à cet organe malade.

Les médicaments, dont la majorité était tirée du règne végétal, ont, comme tous les corps, leurs tempéraments particuliers. Les médicaments faisant partie du monde élémentaire, il est naturel qu'ils soient soumis à leurs lois, celle des quatre éléments et celle des quatre qualités premières, d'où les différents degrés (17). Selon Jean Fernel (vers 1506-1558) notre Galien de la Renaissance, la petite centaurée est sèche et chaude au deuxième degré, le chou est chaud au premier degré, etc. Sur quelle preuve étaient basées ces différentes affirmations? Ordinairement sur aucune, quelquefois sur une apparence simple extérieure, ou plutôt sur une tradition populaire. C'est ainsi que le lait présente la faculté de combattre la noirceur des humeurs par la loi des contraires ! Inconnues, les études randomisées en double aveugle, si chères aux praticiens du XXIe siècle.

Les différents organes peuvent subir d'une façon différente l'altération de leur tempérament. La préparation dont le médecin compose l'ordonnance doit renfermer les différents corps nécessaires à la guérison de chacun des organes. La même potion peut contenir un produit apte à réchauffer un poumon trop froid, un autre destiné à rafraîchir le foie trop chaud, etc. Grâce à cette théorie, des préparations pharmaceutiques complexes sont imaginées : c'est la poly-pharmacie, la thériaque en offre le plus bel exemple. Comprenant plus de 64 composés dont l'opium à faibles doses, on lui attribuait force bienfaits (17). Curieusement elle n'apparaît pas dans les nombreux traitements de Louis XIV, bien qu'il eût les moyens financiers de s'en procurer !

À l'exception de quelques drogues, les médicaments dont nos médecins disposent ne se distinguent guère de la pharmacopée galénique. S'ils possèdent d'un lot de plantes spécifiques et de topiques toujours en usage, les médecins font également appel à des remèdes qui nous semblent bien extravagants. En feuilletant les différentes pharmacopées de l'époque, on reste stupéfait devant les bizarreries qui président au choix des médicaments.

Les plantes ont toujours eu la première place dans cette pharmacopée ; on leur attribue à tort les vertus les plus variées. Théophraste (vers 371 B JC-288 B JC) et Dioscoride (20 à 40 A JC -90 A JC) leur ont consacré des ouvrages reconnus. Le Jardin du Roi a été créé uniquement pour l'étude des plantes médicinales. Si dans l'ancienne Gaule, on connaissait déjà les bénéfices du gui, de la verveine, de la sauge et de la petite centaurée, les pays du Levant nous expédiaient par Marseille ou Amsterdam, la rhubarbe, l'anis, le camphre et le santal, et les Indes occidentales commençaient à nous fournir le quinquina et l'ipéca.

Selon une croyance datant d'Aristote (384 A JC – 322A JC), développée par Paracelse (1493-1541), les plantes étaient marquées par la providence d'un signe qui indiquait leur application thérapeutique. Il s'agit de la théorie des Signatures (20). Cette théorie déclare qu'un fruit ou un légume a une certaine conformation morphologique ressemblant à un organe du corps et que cette conformation agit comme un signal ou un signe que ce fruit ou ce légume est bénéfique.

Les haricots rouges : en France il existe une variété appelée « haricot rognon ». Il ressemble exactement aux reins humains, et ils aideraient à maintenir une bonne fonction rénale. Une noix ressemble à un cerveau miniature, avec des hémisphères droit et gauche, supérieur et inférieur. Les sillons de la noix vont jusqu'à ressembler au néocortex. En coupe, une carotte, au travers de la pupille, de l'iris et les lignes concentriques ressemblent à un œil humain. Les avocats (ils n'étaient pas présents sur les tables au dix-septième siècle) ciblent la fonction de la matrice et du col de l'utérus. Il faut neuf mois pour faire un avocat en partant de la fleur jusqu'au fruit en pleine maturité. Les figues sont pleines de graines et pendent par deux pendant leur croissance. On imagine à quoi elles ressemblent ainsi ! Les figues accroissent la mobilité des spermatozoïdes, leur nombre, et combattent la stérilité. Nos poumons sont faits de branches de conduits aériens de plus en plus petits qui se terminent par de minuscules grappes de tissus appelées alvéoles. Ces structures ressemblent à des grappes de raisins. Il nous est impossible d'examiner une à une toutes les plantes auxquelles on avait recours la médecine du dix-septième siècle. Toutefois les plus fréquentes sont la rhubarbe en concurrence avec le séné, ainsi que la manne. Cette manne de la pharmacopée n'est autre que le suc purgatif de certains frênes, en particulier du frêne de Calabre. Séné, casse, rhubarbe constituent le « trépied thérapeutique » du soin purgatif. Le quinquina, qui a été introduit au dix-septième siècle fera des miracles et rencontrera autant d'oppositions médicales sérieuses que l'émétique (17). La Fontaine (1621-1695) en écrit un fort long poème « Du Quinquina » en 1682 :

La base du remède étant ce divin bois

Doublez, s'il est besoin, l'usage de l'écorce

Selon que le malade a plus ou moins de force

Après les plantes, souvent en association avec elles, les animaux occupent une place considérable dans la pharmacopée usuelle. On extrayait beaucoup des animaux ; parmi eux la vipère et le ver de terre constituent un substrat de choix. L'huile de lombrics entrait dans la composition de beaucoup de médicaments. *On se sert de plusieurs animaux entiers, comme les cantharides, les cloportes, les vermisseaux, les lézards, les fourmis, les vipères, scorpions, grenouilles, écrevisses, sangsues et de plusieurs petits oiseaux* (21). On transformait ces produits en sirop, en huile et en poudre. Parmi les exotismes, on décrit l'emplâtre de frai de grenouilles, l'huile de petits chiens excellente pour les sciatiques, le cataplasme de crotte de chien dans les bubons syphilitiques (22). L'eau de mille fleurs est une distillation « odorante » d'eau de rose et *de fiente de vache, séchée d'elle-même dans les prèz où ces animaux ont brouté l'herbe à cause du grand nombre de fleurs qui ont été la première matière de la fiente dont elle a été distillée* (22). Dans l'énumération des remèdes empruntés aux animaux, les sécrétions et « déchets » tiennent une grande place, graisses, huiles, moelle, sang, lait, poils, ongles, coquilles ou carapaces. L'apothicaire se doit aussi de conserver dans sa boutique, de la fiente de chèvre, de chien, de pigeon ou du rat musqué pour le musc. L'obtention des vipères femelles reste difficile. Pour la plupart des ingrédients des préparations, on pose des conditions très strictes de fabrication et de conservation, les uns préférant la fabrication domestique aléatoire, les autres par les hommes de l'art, les apothicaires « patentés ». Si le traitement ne réussit pas, on pourra toujours en attribuer l'insuccès à quelques omissions, ou à quelque accroc fait à l'ordonnance (7).

Au sommet de la série animale, se situe l'homme, dont le corps fournit, lui aussi, d'excellentes drogues à la pharmacopée. Il y a d'abord le crâne humain, quand il n'a pas été enterré. Certains recommandent le crâne d'un jeune homme, mort de mort violente ou fraîchement pendu. La graisse humaine, difficile à se procurer, n'a pas été utilisée pour les traitements de Louis XIV. Par contre, l'urine était d'emploi courant pour un usage interne, comme un usage externe. On pouvait la prendre en pilule ou en gouttes Madame de Sévigné (1626-1696) en a beaucoup abusé. Les matières fécales desséchées puis distillées permettent de produire une huile que l'on recommande particulièrement pour la guérison des érysipèles ulcérés, *propre pour l'anthrax, pour faire venir les bubons pestilentiels à suppuration* (21). Parmi les ressources pharmaceutiques qu'il est permis de tirer du corps humain, nous citerons simplement la mumie qui ne fut pas utilisée par les médecins de Louis XIV : il s'agit de la liqueur odorante que distillaient les momies dans leurs bandelettes. La mumie passait pour anticoagulante, d'où son utilisation lors du traumatisme crânien du roi Henri II (1519-1559). On en connaît la suite... Ambroise Paré (1510-1590), à juste raison, ne lui accordait aucune confiance (7).

Tous ces médicaments étranges sont tirés soit de pharmacopées classiques soit d'ouvrages de savants dignes de confiance. Ceci laisse à penser quelles drogues devaient débiter les charlatans de tout poil, si nombreux à cette époque. Cependant des esprits scientifiques mettent en doute l'efficacité de cette thérapeutique curative compliquée. Assumant les théories anciennes, ils se contentent d'évacuer les humeurs corrompues et de n'utiliser dans leur thérapeutique que le trépied du lavement, de la saignée, de la purgation. Ce fut le cas de Gui Patin (1639-1715), de Jean Riolan (1577 -1657). Leur obstination dans cette thérapeutique restreinte et dans la prescription d'un régime alimentaire spécial est tout à leur honneur (14).

Un dernier mot sur l'astrologie médicale, qui a eu tant d'importance aux siècles précédents et qui continuait à avoir des adeptes parmi les médecins, Gui de la brosse, de son vivant. La plupart des traités écrits au XVIIe siècle sur la peste attribue cette maladie à l'influence maligne des constellations et des astres. Enfin, en 1699, on soutenait encore à la faculté de médecine de Paris la thèse suivante : « *les comètes présagent-elles de certaines maladies* ? » (14).

En Pratique

Sur le plan pratique, le but, que devait se proposer le médecin, était double : d'un côté il fallait procéder à l'évacuation des humeurs viciées, de l'autre il était nécessaire de rendre à un organe jugé malade l'équilibre de son tempérament. Les moyens d'évacuation étant restreints, Molière les a parfaitement résumés dans sa formule célèbre **clystère saignée purge**.

Le **lavement** est le remède par excellence et la seringue est devenue le symbole satirique du médecin, qui prescrit le remède et de l'apothicaire qui l'administre. C'est par milliers, que l'on compte dans le Journal de Santé du roi, tenu successivement par Vallot, Daquin et Fagon, les lavements que Louis XIV se fit infliger par ses premiers médecins. Ces chiffres élevés ne constituent pas un privilège royal (14). Certaines dames de la Cour en prenaient bien davantage. C'est grâce à cette médication que la chaise percée prit un si grand essor au XVIIe siècle.

Les **purgatifs** de casse et de Séné ont pour but de *haster d'aller et chasser dehors les mauvaises humeurs.* Le roi, toujours d'après le Journal de ses médecins, ne prit pas moins de 2000 purgatifs, pendant les 59 ans qu'il fut entre leurs mains, tous savamment ordonnés et dosés. Le séné est le purgatif préféré de la faculté : Gui Patin, malgré sa détestation des apothicaires, porte aux nues le séné et la casse, dont les tisanes laxatives peuvent être préparées à la maison. L'expression de médecine, que l'on employait à l'époque pour désigner les purgatifs, montre qu'il constituait le médicament par excellence aux yeux du public.

La **saignée** était le troisième moyen d'évacuer les mauvaises humeurs.

Qu'un peu de sang me rend fort allégée

Sur tous médicaments, j'estime la saignée

dit la patiente, de la Gravure d'Abraham Bosse (1602-1676) : la Saignée, gravure du musée de Tours.

Cette dernière est pratiquée sur une grande échelle, le plus petit malaise en était justiciable. Quand la maladie était grave, nos docteurs versaient le sang à flots. Entre autres exemples, Gui Patin a saigné une vingtaine de fois son propre fils au cours d'une fièvre continue, et l'on se souvient du troisième petit fils de Louis XIV, le duc de Berry (1686-1714) décédé après un traumatisme abdominal (rupture de rate ?) quasiment saigné à blanc. Le roi, qui prisait peu ce procédé thérapeutique, a réussi à ne se faire saigner que 38 fois par ses médecins. Il y avait bien des médecins qui s'insurgeaient contre de semblables pratiques : Gui de la Brosse appelait, ceux qui s'y livraient, des *pédants sanguinaires.* Il refusa jusqu'à son lit de mort d'être saigné et mourut dans l'hérésie la plus totale ! (14). La saignée en elle-même, comme moyen artificiel d'expulser les mauvaises humeurs, n'était pas une totale absurdité (j'ai connu, jeune externe, la saignée des œdèmes aigus du poumon dit OAP avant l'apparition des diurétiques), mais était condamnable par l'excès effroyable que l'on en faisait. Cette manie phlèbotomique se maintient avec plus ou moins de faveur au XVIIIe siècle et reprit une nouvelle jeunesse sous l'influence de Broussais (1772-1838) et de son école.

LE MODE DE VIE DE LOUIS XIV

LE « ROY » tel qu'en lui-même.

Notre propos ne reprendra pas les travaux sur la vie politique, la vie sentimentale, la vie artistique et architecturale, qui mettent en valeur le règne du Roi-Soleil. Un homme qui a vécu 77 ans : c'est un très long règne pour la France, peut-être un peu trop long, diraient certains. Tout d'abord un enfant tellement attendu, marqué par l'épisode stressant de la Fronde (1648-1653), bien pris en main par le cardinal Mazarin. Puis tout d'un coup, comme le papillon qui sort de la chrysalide, l'adolescent puis le jeune homme d'allure timide et un peu futile, prend vigoureusement le pouvoir à la mort de son mentor. Là, plus rien n'arrêtera le Roi-Soleil. Comme tout médecin devant appréhender son patient, l'observation médicale retrace l'hygiène de vie du sujet, surtout s'il est royal, c'est-à-dire son alimentation, ses activités physiques, son psychisme, comme tout un chacun.

A) L'alimentation à Versailles

Les habitudes alimentaires de Versailles et plus précisément de Louis ont déjà fait couler beaucoup d'encre. Comme il en a été dans tant d'autres domaines, le règne de Louis marqua, en gastronomie, une complète rupture avec le passé. La « *nouvelle cuisine* » va s'épanouir. Le recensement critique des ouvrages culinaires publiés montre qu'avant l'avènement du grand roi, on se préoccupait surtout d'hygiène alimentaire, en vue de *vivre longtemps et sainement, sans usage de médecine.* Avant 1638, les rares livres de cuisine apparaissent très sommaires, dont le premier semble avoir été le *Ménagier de Paris* vers 1393, suivi du célèbre *Viandier* de Taillevent, un Normand né à Pont-Audemer (1310 ? - 1395). En 1651, le *Cuisinier Français,* traité signé du sieur Pierre de la Varenne (1618-1678) rejette l'abus de viandes et d'épices, et réhabilite les légumes. Notre gamme culinaire s'enrichit d'apports extérieurs successifs : italiens sous la Renaissance, espagnols sous Louis XIII et même au début du règne de Louis XIV. C'est du mariage de ces différents courants avec le solide fond de nos cuisines provinciales que va naître la cuisine classique du Grand siècle (23). Rappelons-nous qu'après le « limogeage » du surintendant Nicolas Fouquet (1615-1680), Louis prend les commandes politiques à l'aide de Colbert (1619-1683) et de Louvois (1641-1691). Pour servir ses intérêts et ses projets de grandeur, il « rapte », comme l'a écrit Orsenna (24), l'équipe de Vaux-le-Vicomte, c'est-à-dire l'architecte Louis Le Vau (1612-1670), le peintre Charles Lebrun (1619-1690), le jardinier André Le Nôtre (1613-1700) et les cuisiniers, à l'exception de François Vatel (1631-1671), réfugié en Grande-Bretagne (24). Ce dernier sera repris à Chantilly par le Grand Condé (1621-1686). Une fois installés à Versailles, la concentration de la haute noblesse, l'influence croissante de celle de robe, ainsi que celle des financiers, ont entre autres pour conséquence de généraliser les banquets, les réceptions privées, les collations. On s'est aperçu, bien avant Talleyrand-Périgord (1754-1838), qu'une table fine constituait le meilleur, le plus sûr, et le plus efficace des ambassadeurs (23) !

La grande cuisine dépend avant tout de la qualité et de la diversité des produits qui la composent. Dans ce domaine, le 17e siècle bénéficie d'avantages décisifs : une gamme de produits plus vastes que celle d'aujourd'hui, l'absence de toute chimie (conservateurs, colorants et autres additifs), une fraîcheur impeccable (ni congélation, ni surgélation). Grâce aux «*forceries*», les fruits et légumes apparaissent en avance sur les grandes tables par rapport à leur date normale de maturité. Combien d'espèces de gibier, alors courantes, ont aujourd'hui disparu, ou sont devenues fort rares ! Qui peut se vanter de manger à son gré des gélinottes, des outardes, de vrais coqs de bruyère ou plus simplement des alouettes, que l'on capturait à l'époque par milliers (23) ?

Le froid (il se trouvait des glacières bien approvisionnées à Versailles) servait à rafraîchir les boissons, notamment le vin, mais non les aliments. Quant aux fruits et légumes, on les consommait le jour même de leur cueillette.

Louis XIV avait confié à Jean-Baptiste de La Quintinie (1628-1688), un pur autodidacte que rien ne laissait présager à être jardinier -il avait une formation d'avocat-, la lourde tâche de créer, dans le sol ingrat et marécageux de Versailles, un potager et un fruitier modèles, de plus de 10 ha de superficie. La Quintinie, après drainage et apport de terre végétale puis de terreau, y installa un réseau complexe de murs coupe-vent, de châssis et de serres. Grâce à ces aménagements, on en tirera des laitues de couche dès le mois de janvier, des figues à Pâques, des petits pois et des fraises en mai, des melons et des concombres en juin. Contrairement à ce que l'on pourrait penser, Louis XIV avait un goût très prononcé pour les légumes (24). Les étrangers venaient visiter le royal potager de toute l'Europe.

Les repas figurent parmi les éléments de la politesse. En y conviant des invités choisis, l'abondance, la variété et la finesse des mets leur rendaient hommage. On a longtemps cru que les contemporains de Louis faisaient ripaille et honoraient sans retenue la surabondance des mets qu'on leur proposait. Rien n'est plus erroné. La table n'est qu'une exposition, une œuvre d'art, très codifiée par les manuels de savoir-vivre hôtelier. Si bien qu'un invité du roi à l'Hôtel de Ville de Paris, le 30 janvier 1687, n'y mangea guère plus qu'une bonne fourchette d'aujourd'hui, bien qu'on lui ait successivement présenté 22 potages, 21 entrées, 44 rots, 63 entremets et j'en passe...

Les menus du Grand siècle étaient conçus comme les nôtres, d'ailleurs, selon un ordre immuable, et la table du roi peut être comparée à celle d'un restaurant étoilé contemporain (23).

Au début, on commence toujours par un *potage*, tout ce qui est cuit dans un « pot » composé de trois éléments (26).

Un consommé de bœuf, volaille ou jarret de veau, ces viandes ayant cuit pendant quatre à cinq heures avec un assortiment complet de légumes. Écumé, dégraissé, filtré, le consommé est mis à réduire avec de la mie de pain rassis et des croûtes, en vue d'obtenir une mitonnée onctueuse et parfumée, qu'on enrichissait encore de jus de rôti de bœuf ou de mouton. Sur cette mitonnée très chaude, en nappe au fond du plat, on dispose soit des aiguillettes, soit des membres de volaille ou de gibier rôti séparément (par exemple des aiguillettes de canard aux navets), soit des croûtes farcies avec un hachis de blanc de volaille, de la purée de champignons, des dés de viandes diverses, soit de petits pains briochés fourrés d'abats comme des ris de veau, crêtes ou rognons de coq. Les grands chefs étant de grands sauciers, on nappait le potage ainsi constitué de sauces diverses, telles que l'Espagnole, la Béchamel, une suprême ou une d'Huxelles, que nos chefs modernes orthographient, par oubli de son origine, « duxelle ». Les sauces se font plus légères grâce à l'invention du roux (liaison réduite de beurre et de farine) par Pierre de Lune (16 ? -16 ?) cuisinier et maitre d'hôtel. Le beurre se substitue au lard, et les jus, coulis et eaux de viande, de poisson ou de champignons constituent les grands fonds de sauce dont l'usage s'est perpétué jusqu'à nos jours. Les grands aristocrates ont aussi une âme de cuisinier. À l'image de Béchamel (1630-1703), fermier général et surintendant du duc d'Orléans, qui obtint, dit-on, le cordon de l'Ordre du Saint-Esprit pour avoir créé sa fameuse sauce, d'où l'expression de cordon-bleu, d'autres pensent à une origine italienne pour cette sauce ; Colbert met au point une recette de sole - on imagine mal ce personnage austère mettre la main au fourneau -, le maréchal d'Huxelles (1652-1730), un vrai gourmet, donne son nom à une farce devenue classique aux champignons, la duxelle, inventée toutefois par son cuisinier Pierre de la Varenne (1618-1678) (26).

Le premier service se poursuit par des *entrées,* dont il existait une centaine de formules. Elles étaient en général chaudes : pâtés, tourtes de viande, pigeons au fenouil, filets de poularde aux concombres, saucisses de blanc de perdrix. Louvois (1641-1691) en 1690 (23) servit notamment des canards aux huîtres, à la recette un peu compliquée. Au gigot de mouton à la royale, qui n'est pas rôti mais cuit dans un bouillon assaisonné d'abats, Louis préfère le jambon « *fiché de clous de girofle sous la peau, parfumé de cannelle et saupoudré de sucre* » (23). Il a le bec sucré, dirait-on !

Suivent les *hors-d'œuvre*, tels que du pain de perdrix, de petites saucisses, et surtout des omelettes de formules très variées, toujours confectionnées exclusivement, avec le «moyeux», c'est-à-dire le jaune des œufs.

Le sommet du repas est constitué par la pièce de résistance qui est le *rôt.* Il s'agit comme aujourd'hui de gigots de mouton, de filets de bœuf ou de venaison, de carrés d'agneau, passés au gril, voire bardés de lard, puis cuits à la broche, sur feu de braise ou de charbon de bois. La cuisson peut aussi se faire par immersion dans l'eau bouillante, comme un bœuf à la ficelle ou un gigot à l'anglaise. Si chez les bourgeois, le rôt ne comporte qu'une seule viande, à la Cour, les choix étaient variés, associant le bœuf, l'agneau, les volailles, le gibier à plumes, les cochons de lait. Il fallait nourrir plusieurs centaines de courtisans et les domestiques. L'officier de bouche en dispose les tranches, avec art, en pyramide sur des dessertes et les goûte avant de servir le roi, de crainte de l'empoisonnement. Filets de cerf aux perdreaux truffés, pièces de bœuf à la marjolaine surmontées de faisans, et bourrées de clous de girofle, chapon aux huîtres en sont quelques exemples. Leur aspect réjouissait la vue avant d'enchanter le goût, en témoignent les gravures multiples des livres de cuisine. Par une innovation qui se répand bientôt, les salades composées de chicorée, de laitue et betteraves, aux sauces relevées (verjus, poivrade à l'orange ou huile et citron) agrémentent le plat de résistance. Le royal convive quant à lui préfère le vinaigre. Désormais, pas un repas sans une multitude de salades, de légumes améliorés (carottes, choux...) et de nouveaux légumes (betterave, concombre, chou-fleur tout nouveau...). Le tout est assaisonné d'herbes aromatiques (thym, persil, fenouil) utilisées aussi pour parfumer les poissons et les viandes blanches.

Aussitôt après le second service, on présente les *entremets*, salés ou sucrés, analogues à ceux que nos traiteurs préparent pour les buffets : pâté de jambon, langue de bœuf à l'écarlate, galantines. Parmi les entremets sucrés, on apprécie notamment le blanc-manger, célèbre depuis le Moyen Âge, dans lequel entraient du lait, des amandes en poudre, du sucre et un gélifiant. Seuls les très riches seigneurs pouvaient se faire servir de la gelée de corne de cerf (26); parmi les entremets, assez curieusement pour nous, les légumes de saison. Les petits pois à la crème, garnis de ramequins au fromage, les asperges au beurre fondu ou sautées à cru à la poêle allégeaient alors les tubes digestifs sollicités.

Le repas s'achève par le service du *fruit*, terme de portée générale englobant toutes les variétés de desserts : compotes, fruits au sirop, confitures, pâtes de fruits (avec une préférence pour celles à base de coing), fruits et légumes confits (fenouil, oranges en bâtonnets, angéliques, cédrats, marrons glacés, melons confits et gelées diverses), qui ont traversé les siècles. Louis XIV aime le fruit. La plupart de ceux qui étaient servis à sa table proviennent de son verger. En se promenant, il se faisait présenter les arbres de plein vent et des espaliers. De tous les fruits, la poire triomphait. Plus de 300 poires, de variétés diverses (de la cuisse Madame à la pucelle des Flandres, de celle de Saintonge en passant par la baise moi mignonne) mais la préférée du roi, comme il se doit -et l'on sauve l'honneur-, est la poire bon chrétien, dont il envoie des cageots à ses amis souverains. On ne connaît que sept variétés de pomme, dont la Calville et la pomme de reinette. Les pêches font l'orgueil du jardinier royal. Les cerises entrent surtout dans la composition des tartes. Les fraises, que le roi avale en abondance, lui furent interdites par Fagon en1709. Quant aux raisins, ils venaient de Touraine ou de Champagne, les vignes autour de Versailles étant de qualité médiocre. Les oranges provenaient du Portugal, les oranges de Versailles, en pot, ne parvenaient jamais à maturité (26). Les citrons, dont il était fait grande consommation pour assaisonner les salades, étaient importés des pays chauds.

Et la crème chantilly ? Vatel, qui est au service de Fouquet, puis du Grand Condé à Chantilly, en est-il l'inventeur ? La crème fouettée existait avant lui et aucune recette de ce nom n'apparaît dans les traités de cuisine d'alors (24).

Oublier le temps de Carême serait une grave omission. À côté des menus plantureux des jours ordinaires (mais on nourrissait la Cour, les domestiques et Versailles) (26), les menus des jours maigres représentent presque un quart de l'année, en tenant compte du Carême et de l'abstinence du vendredi. Que l'on se rassure : les maîtres queux ont su adapter l'austérité religieuse à l'art culinaire. Les potages gras étaient remplacés par ceux de légumes : haricots, fèves, pois cassés, laitues, chicorée, par des poissons autorisés, dont le saumon sauvage, les crustacés ; ainsi naquirent les bisques d'écrevisse et de homard. Les écrevisses à cette époque abondaient d'ailleurs dans le moindre ruisseau. Les yeux d'écrevisse font partie aussi de l'arsenal thérapeutique. Sont également prisés deux poissons nobles, la sole et le turbot. Parmi les entrées maigres, on trouve les préparations à base de morue fraîche (cabillaud) ou salée, les populaires harengs saurs, ainsi que toute une gamme de pâtés de poisson, tels que saumon, brochet, tanche. Le carême est le temps idéal des omelettes, œufs brouillés, pochés à l'oseille, farcis. Le roi entendait que le jeûne fût strictement respecté par ses sujets.

Malgré une mise en scène spectaculaire, un luxe inouï d'orfèvrerie d'or et d'argent (qui seront fondues pour alimenter le budget des guerres), une débauche de nappes et de serviettes éclatantes de blancheur, on mange encore avec les doigts (la fourchette à deux puis trois dents a du mal à se faire une place). À table, Sa Majesté saisit son couteau. D'une rare adresse, « *nul mieux que lui* », affirme Saint-Simon « *ne sait manger un ragoût de volailles sans se tacher, sinon les doigts* ». Après chaque service, un gentilhomme présente au roi une serviette mouillée. Par le raffinement croissant des manières de table, la somptuosité des plats du service à la française, la cuisine devient un art à part entière sous Louis XIV (26), il deviendra un art national au siècle suivant.

B) L'hygiène en cuisine

Évoquer les problèmes d'hygiène à la cour de Versailles demeure un lieu commun. Depuis la période de la peste, les médecins et leurs patients ont peur de l'eau, surtout de l'eau chaude qui « ouvre les pores de la peau » et favorise le transfert des miasmes (27). Le courtisan ne se lave pas : juste une toilette sèche avec un linge humide (27). Les visiteurs et courtisans, bien qu'il existe des latrines depuis Louis XIII, s'oublient parfois dans les recoins du palais, et le mur à pissoir dans la cour, sert pour le personnel et les visiteurs. Le roi lui-même reçoit sur sa chaise percée, c'est un honneur pour le courtisan. Pourtant l'eau courante arrive à la fin du chantier de Versailles en1682 et même l'eau « dite bonne à boire » autrement dit potable. Nous avons peu d'écrits sur la vie des cuisines (26). Jusqu'à cette époque, pour ces cuisines de très grande collectivité, on prépare sous des tentes, des annexes éphémères, dans des caves. Une fois définitivement fixé à Versailles en 1682, le Roi-Soleil fait construire le Grand Commun qui a pour vocation d'accueillir les cuisines, les annexes utiles, les logements pour les courtisans de second rang, y compris les cuisiniers. Ce bâtiment existe toujours, malheureusement bien modifié au fil du temps. Ces cuisines de 82 m sur 77 m comprennent plus de 60 pièces de toutes tailles. On y trouve la pâtisserie, le « lieu où on distribue le vin », les fruiteries, l'apothicaire de la Reine, les fourrières à bois de chauffage, le personnel de la Reine, le personnel du Dauphin, pas de salle commune. En revanche, on croise toutes sortes d'animaux dans les couloirs ; vaches, veaux, porcs sont amenés vivants sur place par des fournisseurs, avec lesquels on passe des contrats de plusieurs années parfois. Il n'y a pas d'abattoir On pourrait appeler cela maintenant : le « circuit court » avant l'heure. Toutefois les normes d'hygiène paraissent absentes, de même que les lieux d'aisance du personnel. Si le Grand Commun facilite la préparation des somptueux repas, il n'est pas pratique pour les transports des victuailles jusqu'à la table royale. On redoutait tant les odeurs de cuisine, les allées et venues de la « valetaille ». Manger chaud reste donc compliqué, d'où la surabondance de plats sous forme de pâtés, dont on ne consommait pas la croûte, mais qui non ouverts restaient chauds. La vaisselle, avec l'eau courante devait être nettoyée par de nombreux « galopins » car pour le moins ils galopaient. Par dizaines, ils fourmillent dans les cuisines. Tout juste nourris, ne recevant pas de gages, les jeunes garçons, pas plus que 10 ans, sont chargés des tâches les plus modestes : souffler sur les braises des bûchers, tourner les broches, plumer les volailles, écailler des poissons, frotter les sols, laver les bâtiments (urines et autres pouvaient se trouver même dans la si belle Galerie de Glaces !) (27), porter l'eau dans les appartements privés, etc. Ces petits galopins sont nourris avec les restes, s'il en reste, de la Cour, eux-mêmes revendus à l'extérieur (28). L'absence d'hygiène simple de restauration collective, de réfrigérateurs explique aisément les vers solitaires, la circulation des salmonelles et d'escherichia coli. Un certain nombre d'indispositions digestives relatées dans le Journal de Santé ne sont pas liées seulement à l'appétit « boulimique » du roi. Nous y reviendrons.

C) Un fameux coup de fourchette ?

Pour le roi, la cuisine servie à Versailles, en s'efforçant d'atteindre les sommets d'un art classique, constitue un élément non négligeable de son prestige. Il n'avait pas tort, puisqu'on tentait de l'imiter dans toutes les capitales. Mais cela, c'est la théorie : en pratique le roi est plutôt gourmand que gourmet, prisant surtout, au grand dam de ses médecins, les ragoûts épais et relevés, les pâtés, les œufs durs, le poisson, les volailles, les truffes, le foie gras, les sucreries, les fraises de forcerie, et les figues (on avait planté pour lui plus de 2000 figuiers en caisses) Il ne dédaignait pas non plus les jambons crus de Mayence, le démocratique lard aux choux (25). La cuisine, on ne parle pas encore de gastronomie, utilisée dans le sens actuel en1801, ne se dégage pas totalement du discours diététique de la médecine. Les médecins, dont la diététique est une partie du traitement, glosent sur la digestibilité des aliments, leur pouvoir d'échauffement, et leur toxicité. Ainsi la mode de boire le champagne à la glace est-elle réputée dangereuse. Mais Louis XIV aime le champagne d'Ay (un vin rouge non mousseux) et la glace est fournie par les neuf glacières de Versailles. Cependant le roi tient compte des observations de ses médecins, notamment Daquin qui lui recommande de boire beaucoup d'eau, celle de Chateldon en Auvergne (qui existe toujours) et du vin de Bourgogne plus tonique et plus astringent, qu'il coupe d'eau selon l'avis de Fagon en 1690. Amateur de limonades fraîches durant les collations, il apprécie aux repas les rossolis, une composition à base de fleurs odorantes macérées dans de l'eau de l'essence d'anis, de l'esprit de vin et du sucre ou miel. A partir de 1682, il en prend trois à quatre gorgées chaque fois qu'il se sent l'estomac chargé. Mais la gourmandise l'emporte souvent et le Journal de Santé du roi regorge de mentions sur ses indigestions de fruits et de petits pois (1). Sa passion pour les petits pois fait écrire à Madame de Sévigné en mai 1696 *: le chapitre des petits pois dure toujours ; l'impatience d'en manger, le plaisir d'en avoir mangé, et la joie d'espérer en manger encore, sont tous les points que j'entends traiter depuis quatre jours. Il y a des dames qui, après avoir soupé chez le roi, trouvent des pois chez elles pour en manger avant de se coucher, au risque d'une indigestion. C'est une mode, c'est une fureur (*24). Il faut dire qu'en 1660, le sieur Audiger, maître d'hôtel chez Colbert et auteur de *la Maison Réglée*, offre au roi un cageot de petits pois verts d'Italie. Accommodés par l'officier de bouche, ils déchaînent l'enthousiasme du monarque et de son entourage. La mode du pois nouveau est lancée.

En 1676, il a 38 ans, Louis commence ses premières douleurs dentaires et ses premiers abcès en1678. Puis une fistule naso-palatine sera opérée deux fois, un chicot sera retiré l'année de sa mort, en1715 : autant dire un état bucco-dentaire très précaire et sûrement douloureux (29). Voici une répartie citée par Levron, archiviste de Versailles à propos du cardinal César d'Estrées (1628 -1714). *Il a l'honneur de souper à la table du roi vieilli et édenté. Louis XIV se plaint amèrement de cette incommodité. Il souffre de n'avoir plus de dents. (On sait qu'en un seul jour, Fagon lui en a ôté plusieurs et si brutalement que le palais en a été blessé). Des dents, des dents, Sire, réplique le cardinal en découvrant un superbe râtelier. Mais personne n'a plus de dents, aujourd'hui* (26) ! On peut s'étonner que le médecin Fagon ait pu pratiquer un acte du ressort des chirurgiens. Est-ce en raison de la perte de toutes ses dents que, à la fin du Grand siècle, farces, viandes hachées, potages, crèmes, entremets ou sorbets auront les faveurs de Louis, c'est-à-dire une alimentation hachée ou semi-liquide ? Probable. Son plat préféré, lui le grand amateur de venaison, reste le lièvre à la royale ; sa cuisson de sept heures permet de le déguster à la cuillère (30) !

Il éprouva lui-même, dit le Journal, souvent le besoin de tempérer ses excès de table, vers la cinquantaine, les médecins Daquin et Fagon le « recadreront » régulièrement devant des troubles digestifs, *vapeurs, vents, maux de ventre* de plus en plus fréquents, aggravés probablement par les purgations plurimensuelles à la fin de sa vie.

D) Les repas du Roi-Soleil

Louis XIV faisait, comme nous, trois repas par jour. Au lever, vers 9h il prend son déjeuner, que nous appellerions petit-déjeuner, comme le dernier des laboureurs, de tranches de pain rassis trempé dans du vin sucré, coupé d'eau ou de bouillon ou de la tisane. Sous l'influence de Daquin, le bouillon du matin prend le dessus, souvent purgatif, devancé par un grand verre d'eau de fontaine de la voie publique, non désinfectée. Le café comme le chocolat, amenés dans les bagages de la cour espagnole, furent diversement appréciés : Madame de Sévigné (1625-1696) l'apprécia parce que sa fille Madame de Grignan (1646-1705) l'appréciait, quant à Madame, la Princesse Palatine (1652-1722), elle considérait toutes *ces drogues comme poison* (4). Entraîné par l'engouement général, Louis tâta du café en 1697 sous la pression de Fagon, mais l'abandonna assez vite du fait de l'aggravation de ses insomnies. Toutefois en 1690 il soigna un temps des migraines et ses fièvres avec du thé (5) bien que le prix de cette denrée fût exorbitant, et là, sous la pression « médiatique » de Nicolas de Blègny (1652-1722).

Vers 13h00, il prend son dîner c'est-à-dire le déjeuner dans sa chambre et toujours seul à petit couvert (26) ; le souper a lieu vers 22h. Le roi mange presque toujours seul ou avec la reine, selon le grand couvert ou le couvert ordinaire ; il est face au public de courtisans avec, en arrière de lui, une armée d'officiers de bouche, officier du gobelet et capitaine des gardes, le premier médecin, en témoigne le tableau de Jean Léon Gérome (1824-1904) très postérieur. Il se lave les mains dans une grande aiguière d'argent, on ne parle pas de savonnage, le roi a une serviette puisqu'il mange avec ses doigts, mais pas de verre à boire. Il est inconvenant d'avoir un verre devant soi. Quand Louis a soif, il réclame, trois personnes s'activent et cela peut prendre un quart d'heure, avant que la boisson, eau et vin, n'arrive sur la table (26).

Le dîner et le souper se composaient des cinq services déjà vus plus haut. Pour éviter les tentatives d'empoisonnement, tous les plats étaient goûtés par l'officier de bouche et les boissons par l'officier du gobelet. Tout cela prenait un temps certain. Le roi ne mange pas de tout, il choisit ce dont il a envie.

L'appétit du roi apparaît sous la plume de Madame, sa belle-sœur qui l'avait vu souvent manger à lui seul « *quatre pleines assiettes de soupes diverses, un faisan entier, une perdrix, une grande assiette de salade, deux grandes tranches de jambon, du mouton au jus et à l'ail, une assiette de pâtisserie » (*4). Le médecin peut se poser la question de la réalité du volume ingéré, en dépit d'un appétit solide et un patient dépourvu partiellement de dents ! Je suivrai plutôt l'avis de François Blûche (1925-2018) : « *le roi mange trop, par la faute de ses médecins qui n'ont pas su le débarrasser de parasites intestinaux mais boit fort peu trois verres par repas d'une eau rougie d'un tiers de bon vin rouge » (*31).

Il finit avec l'âge par se contenter d'une infusion de sauge et de Véronique le midi ou le soir. Le repas se compose alors d'un *bouillon fait avec un coulis de pain bouilli dans de l'eau, avec un peu de sel, des clous de girofle, et du cerfeuil dans lequel on délaya deux jaunes d'œufs cuits dans leurs coques et le roi y ajouta du pain coupé ce qu'il voulut. Enfin une petite rôtie avec deux cuillerées de vin d'Alicante (*1). Tout cela n'est plus dans la gastronomie, mais la diététique d'un goûteux au XVIIe siècle.

Pour résumer les habitudes alimentaires de notre royal patient, un solide appétit dans sa jeunesse, un moindre avec l'avancée en âge et des dents absentes, un buveur modeste, un amateur de sucreries (boissons et *fruit*), sans tabagisme pour rester dans l'oralité.

E) L'activité physique

Il s'agit là d'une des spécificités de la vie aristocratique. Tout aristocrate masculin se doit de savoir monter à cheval et tirer l'épée. Louis a donc eu dans l'enfance des cours d'équitation - c'était d'ailleurs un assez bon cavalier -, des cours d'escrime, d'armes à feu et des cours de danse (32). Le corps médical encourage cette pratique : Hippocrate n'a-t-il pas vu dans la pratique de l'activité physique une dimension prophylactique et hygiénique! Une fois que les affaires politiques se sont stabilisées après la Fronde, Louis démarre la chasse : ce peut-être la chasse à courre, ou simplement la chasse à tir. Toujours est-il que le roi monte à cheval trois fois par semaine, les après-midis. Il a beaucoup chassé avec Madame Palatine. Saint-Simon (3), notre courtisan mémorialiste nous dit *: « personne en France ne tirait si juste, si adroitement ni de si bonne grâce, et il y allait une à deux fois la semaine, surtout les dimanches et fêtes qu'il ne voulait point de grandes chasses et qu'il n'avait point d'ouvriers* ». Au-delà de la flagornerie, nous avons un emploi du temps, dirait-on maintenant. Pour un aristocrate, monter à cheval régulièrement, à la chasse ou non, de même que s'exercer à l'escrime, constitue un excellent entraînement, pour l'heure et l'art de la guerre. Comme pour la cuisine, les Français excellent dans l'art de l'escrime et de l'équitation et on vient de l'étranger pour apprendre. Avec l'âge et la goutte, le roi suivra les chasseurs dans sa calèche. En 1712, âgé de 74 ans, il continue de manier le fusil : *« en moins de trois heures*, écrit Dangeau*, il tua 62 pièces de gibier sans avoir senti la moindre douleur au bras, dont il avait été si incommodé les premiers jours qu'il fut à Fontainebleau.* » En juin1713, deux ans avant sa mort, il court le cerf à Rambouillet, un orage furieux qui vint au commencement de la chasse en troubla un peu le plaisir mais il ne la fit pas remettre.

L'activité de guerre nécessite une forme physique et un bon entraînement (32). Louis fait beaucoup la guerre, chevauche de nombreuses lieues pour rejoindre les champs de bataille, parcourt la tranchée, gouverne le pays et honore « ses dames ».

Bien avant Rousseau (1712-1778), il fait découvrir les mérites de la natation et il apprit à nager, ce qui ne comporte ni parures ni plumes, avec une rapidité exceptionnelle. À son exemple, les courtisans apprirent, et les Joyeuse, les d'Harcourt, les Vivonne de plonger à qui mieux mieux et de suivre à la nage le roi qui, deux semaines après sa première leçon, passait et repassait la Marne sans fatigue (32). Le Jeu de Paume (ancêtre du tennis), prisé de l'aristocratie, n'a pu intéresser Louis que dans sa jeunesse car il est peu évoqué et, Versailles est dépourvue de « salle de tennis ». Vigarello (27) nous apprend qu'après le jeu de paume ou la chasse, point de lavage, mais un changement de linges et des sachets odorants sous les bras.

La promenade, autre activité physique, prisée au XVIIe siècle demeure avant tout une activité politique, qui permet l'étalage de la puissance du roi, et aux courtisans de montrer leur obéissance et leur soumission. Comme les jardins et leur chantier ont été en travaux pendant plus de 40 ans, cela a donné maintes occasions au jardinier Le Nôtre et à Louis XIV de parcourir les petits parcs, bosquets et jardins divers. Il faut dire que le roi avait le détail de tout : le résultat est là : une merveille, et un ouvrage écrit en plusieurs temps, par lui-même et d'autres, sur « La Manière de montrer des Jardins de Versailles » en1704. Ici, laissons-nous emporter par le lyrisme d'Erik Orsenna (33) : *« trente-cinq ans durant, le monarque et son jardinier se penchent ensemble sur des plans, arpentent côte à côte des allées, discutent interminablement arbres et parterres, s'arrêtent, le soir venu, au bord d'une des terrasses et considèrent, silencieux, les perspectives qu'ils auront tous deux ouvertes. Colbert est aussi pour le roi une rencontre quotidienne. Mais son commerce et son domaine sont plus austères... rien à voir avec le cadeau inestimable : la présence de Sa Majesté, chaque jour que Dieu fait, quand elle n'est pas aux frontières à défendre la France. Seules les femmes pourraient contester au jardinier son privilège, mais, jusqu'à maintenant elles passent, Montespan comprises. Et Le Nôtre demeure. Nul sujet sans doute n'a joui de « telles privances ». Nul n'a logé si longtemps au cœur de l'affection du roi. Avec personne d'autre Louis XIV n'a autant cheminé ni autant devisé. Ils parlent. Ils marchent toujours, des inséparables. La prome-*

nade se fait avec la Reine, les favorites, Monsieur, les courtisans, les ambassadeurs étrangers, et souvent les chiens. Au début de sa carrière, il marche à pied et les peintures d'époque exaltent les promenades royales dans différents endroits du parc. Plus tard ces promenades se feront, soit en calèche, soit à la fin de sa vie en roulette. Le roi veille de loin aux travaux des fontainiers, des jardiniers, des architectes, des sculpteurs. En hiver, le climat peut être plus rude que maintenant, le patinage et les glissades en traîneau s'effectuent sur le Grand Canal ! La mode des courses en traîneau vient du Nord de l'Europe à la fin du XVIIe siècle».

L'art de la danse fait aussi partie de l'éducation aristocratique. Louis XIV a présenté, jeune homme, plusieurs ballets mis en musique par Lully (1632-1687), à la Cour puis cette activité artistique a été substituée par le Bal, qui a lieu tous les samedis dans le salon de Mars ou dans la Galerie des Glaces. Bal ordinaire ou bal exceptionnel, l'activité y est physique, car Louis s'y donne (26).

F) La psychologie de Louis XIV

Pour nous au XXIe siècle, vouloir dresser un portrait psychologique de Louis XIV, et surtout rétrospectif, peut paraître outrecuidant. Toutefois essayer d'en brosser les grands traits peut nous aider dans nos diagnostics. En tant que médecin, c'est un élément fondamental de la prise en charge du malade : plus loin, le tempérament vu par les Archiâtres l'était aussi. Bien qu'un certain nombre d'historiens n'aiment pas cette classification, pour ma part, je situerai la vie de Louis XIV en deux périodes : l'enfance, l'adolescence, l'homme jeune, la vie mondaine jusqu'à l'année 1683. Cette même année vit la mort de la reine Marie-Thérèse (1628-1683), du comte de Vexin (1672-1683), deuxième enfant de la Marquise de Montespan (1640-1707), celle du tardif fils légitimé de Mademoiselle de Lavallière (1644-1710), en carence affective maternelle profonde, Louis (1666-1683) le comte de Vermandois à l'âge de 16 ans d'une fièvre maligne et le mariage secret avec Madame de Maintenon (1635-

1719), complétée en image de fond d'écran par la mort de Colbert (1619-1683), la perte du substitut du père, l'âme fidèle, l'homme de Mazarin (1602-1661). L'après Madame de Maintenon, la vie devient plutôt « bourgeoise», si l'on peut dire, et rangée.

Né après de nombreuses années d'attente d'un dauphin, Louis a d'abord été très choyé, mais la vie s'est occupée de lui : la mort de Louis XIII (1601-1643) en 1643 alors qu'il n'avait que 5 ans, les rebondissements et terreurs de la Fronde (1648-1653). Un premier épisode traumatisant. Le tableau représentant Louis XIV enfant avec son frère Philippe d'Orléans dit « Monsieur », est conservé au Musée de Versailles. Ce tableau, attribué aux frères Henri (1603-1677) et Charles (1604-1672) BEAUBRUN, représente Monsieur habillé en fille, alors que Louis est déjà habillé comme un adulte mâle. On voulut dès le départ éviter que se reproduise le conflit, ayant opposé leur père Louis XIII à son frère Gaston d'Orléans (1608-1660) Un beau terrain de jeu pour Freund (1856-1939).

Plus tard, les premiers émois amoureux donnent du fil à retordre à sa mère Anne d'Autriche et au Cardinal Mazarin. Il lui fallut renoncer à Marie Mancini (1639-1715) : la raison d'État commence son œuvre. Louis va mûrir, et se mute en un redoutable communicant et un intelligent manipulateur d'hommes. Il épouse Marie-Thérèse d'Autriche (1638-1683) sans amour, mais respecte sa fonction de reine « reproductrice » (il va la retrouver au lit tous les soirs… parfois tardivement dans la nuit, après *« ses dossiers galants! »*), lui engendrera six enfants, dont un seul va survivre, et veut régner sans partage. Il va ligoter toute l'aristocratie à Versailles. Il divisera au mieux les deux fortes têtes des ministres Louvois et Colbert pour régner. Bien que pieux, il vit dans un double adultère pendant plus de 20 ans, va se réjouir de la naissance de nombreux enfants et pleurer leurs décès, comme un bon père de famille. Il mange de bon appétit, aime de nombreuses fois, de nombreuses jolies femmes cervelées et écervelées : le portrait d'un épicurien, aimant la France, sa gloire, la vie et les Français… de plus loin. Grand seigneur tel que les califes de Bagdad, il comble de cadeaux ses maîtresses évincées ; par-contre, les passades avec progéniture, il les assumera financièrement, sans les légitimer toutes. Puis l'âge arrivant, les enfants ont grandi, sont morts, un plus grand désir d'intimité, de « vie privée bourgeoise » transforme notre monarque.

À l'âge de 59 ans, François Blûche (31) estime que « *le roi est en possession des traits définitifs de son caractère. Malgré les attaques de goutte, il garde un corps étrangement robuste, que le grand air et l'exercice physique maintiennent, en dépit des soins absurdes distribués par le médecin !» Sur le plan de la discipline de vie, il se gouverne désormais totalement ». «Il est fort réglé en toutes choses, et ménage les heures du jour avec un tel ordre, qu'on sait toujours le temps de son lever, de son dîner, de ses visites, de la chasse, des audiences, du conseil, et de se coucher»* dit l'Abbé de Choisy (1644-1724) (33). Il est au fond prisonnier du système qu'il a lui-même établi, condamné à vivre en public ses journées si réglées. Tous ces faits et gestes, relatés jour après jour par le marquis de Sourches (1645-1716) et le marquis Dangeau (1638-1720), les témoins avec le duc de Saint Simon, vont compléter judicieusement les oublis ou les manques de nos médecins.

Au XVIIe siècle : Réflexions sur le tempérament du roi vues par Daquin en 1671(1), Une ébauche psychologique.

Et je n'ai point douté de cette vérité, puisqu'en conduite de sa santé, j'ai remarqué plusieurs fois des incommodités très considérables, auxquelles, par la grâce de Dieu, j'ai apporté les remèdes qui m'ont réussi fort heureusement, comme j'ai exposé en ce présent livre, où j'ai fait une exacte description de tous les accidents qui sont survenus à S.M., pour me servir d'instruction et à mes successeurs aux occasions qui se présenteront à l'avenir, durant le cours de sa vie, pour conserver sa santé si précieuse.

1671 : le moyen le plus assuré de défendre le cerveau est celui de vider souvent les ordures du bas-ventre, et d'y empêcher l'amas des humeurs par les purgatifs réitérés de temps en temps, aussi bien que d'en éviter la génération par l'usage assidu de l'eau de fontaine, qui corrige l'intempérie des viscères qui en est la principale cause.

Sur ce retour de débordements de bile, je suppliais le Roi de faire réflexion qu'il était dès sa naissance d'un tempérament extrêmement chaud et bilieux ; que dans son enfance il en avait donné les premières marques par la quantité de galles et d'érésipèles dont il avait été couvert, et la chaleur excessive de son foie, qui ne se pouvait rassasier par le lait d'un nombre infini de nourrices, qu'il avait tari ; que, dans la suite de son âge, sa grande sagesse avait formé cette égalité surprenante que l'on remarquait en lui ; mais si son cœur voulait nous donner des nouvelles, nous apprendrions que, quoi qu'il soit plus maître de lui-même que tous les héros qui nous ont précédés, la chaleur néanmoins de son sang, et la sensibilité de ses esprits, ne laissent pas de lui exciter des mouvements, et lui produire des passions comme aux autres hommes. Le cinquième jour de novembre, le Roi étant à Saint-Germain, Monsieur, duc d'Anjou, âgé de près de cinq mois, mourut d'une fièvre érysipélateuse et quoique sa naissance eut été telle, que l'on n'eut pas fondé de grandes espérances sur sa vie, sa mort, néanmoins, ne laissa pas de toucher le Roi si vivement qu'il en fut fort échauffé et saigna du nez contre son ordinaire, ce qui n'a pas eu néanmoins de suite, sa santé ayant toujours été fort bonne ; et il finit l'année aussi heureusement qu'il avait commencée.

Le règne de Daquin débute, Vallot étant mort en 1670. Bien que le discours soit courtisan (et Daquin était passé maître en la matière), il nous brosse un essai psychophysiologique de son royal patient et de sa propre perception. Son tempérament, nous dit-il, dès la *naissance est extrêmement chaud et bilieux*. Il nous rappelle que Louis a eu du *mal à se rassasier du lait d'un nombre infini de nourrices qu'il avait taries*. Mais *il est maître de lui-même plus que tous les héros précédents et la chaleur de son sang ne laisse pas de lui exciter des mouvements et de lui procurer des passions comme aux autres hommes*. En témoigne le chagrin du Roi au décès du Duc d'Anjou à l'âge de cinq mois, comme tout bon père de famille. La thérapeutique, qui découle de ce tempérament *chaud et bilieux,* sera, selon les principes de la loi des contraires, rafraîchissante et évacuatrice, ce que Daquin ne manquera pas de mettre en œuvre.

Lors de la prise en main du manuscrit de Santé par Fagon en 1693, après quelques aigreurs sur son prédécesseur, le Premier médecin va disserter sur le tempérament selon lui de Louis (1).

*Monsieur Daquin suppose que le roi est naturellement bilieux, et ne pas de la ville évacuée dans toutes les obligations de S.M. Elle est cependant fort éloignée de ce tempérament, qui rend le corps et l'esprit sujets à des dispositions toutes différentes des siennes. Les personnes dans le tempérament desquels la bile prédomine, ont les cheveux et les sourcils, et la peau très souvent teinte de jaune. Elles ont assez de pente à vomir et à être dégoûtées, pour peu qu'il fasse chaud, où qu'elles soient elles-mêmes échauffées, et naturellement elles ont un médiocre appétit, le ventre ordinairement libre, et souvent plus qu'il ne faudrait. Leur inclinaison les porte à la colère et à l'emportement, et, rarement, elles sont maîtresses de la première fougue de cette humeur et des passions vives et subites qu'elle excite, particulièrement quand elle est secondée d'un sang abondant et bouillant. Pas de ces circonstances ne convient au roi ... Dans sa grande maladie maligne... L'émétique le sauva en le purgeant par en bas sans le faire presque vomir. Il n'est que très rarement dégoûté... Et son appétit est également grand et souvent il ne l'a pas moindre la nuit, quand ses affaires l'ont engagé à prendre ce temps pour manger, et en général il est plutôt excessif que médiocre. Son ventre est resserré quelquefois très constipé et jamais lâche que par le trop d'aliments, par leur mélange ou par leur qualité. Personne au monde n'a été maître de soi-même autant que le roi Il n'a jamais dit un mot qui pût marquer de la colère ou de l'emportement. Peut-on douter que le tempérament du roi ne soit celui des héros et de tous les plus grands hommes, et que l'humeur tempérée mélancolique du sang n'y ait toujours prédominé...*vient ensuite un long discours sur les erreurs de son confrère, notamment à propos des vins de champagne.

Le roi n'est donc pas de tempérament bilieux mais de tempérament mélancolique tempéré, comme le sont les héros de l'Antiquité (5) !

LA VIE MÉDICALE DE LOUIS XIV

A) L'observation médicale du roi

Naissance de Louis Dieudonné de Bourbon le 5 septembre 1638

Antécédents familiaux :

Le père : Louis XIII (1601-1643) décédé de recto colite ulcèro-hémorragique ou tuberculose digestive.

La mère : Anne d'Autriche (1601-1666) décédée de cancer du sein métastasé.

Chronologie des maladies royales (5) du JOURNAL de SANTÉ

1639 Janvier : gale 4 mois

Mai : première saignée suite à une petite « indisposition» 8 mois

1647 Novembre : **petite vérole** jusqu'à la fin du mois (variole) 9 ans

1652 Novembre : indigestions

1653 Février : **dureté au tétin droit** pendant huit mois, rhume, dartres 15 ans

Novembre : douleurs de tête, vapeurs, fièvre, dysenterie

1654 Juillet : **dureté au tétin gauche**

1655 hiver printemps été : **blennorragie,** fièvres 17 ans

1656: poireaux à la main

1657: dysenterie

1658 Juillet et Août : maladie de Calais **fièvre typhoïde** 20 ans

1659 Août : nausées, un premier ver, mal au ventre

1660 Novembre : **dysenterie** MARIAGE AVEC MARIE THERESE 22 ans
1661 : MORT DE MAZARIN NAISSANCE DU DAUPHIN
1662 été: vapeurs et vertiges
1663 fin mai : **rougeole.**
1664 vapeurs
1665 hiver, printemps, en début de l'été : vertiges, vapeurs
1666 blessure jambe droite MORT D'ANNE D'AUTRICHE
1667: 29 ans
1668 Mars : douleurs d'estomac
Août : dysenterie
1669 Septembre : vapeurs, pituite.
1670 Janvier et Février: vapeurs MORT DE VALLOT
1671 Novembre: saignements de nez
DECES DU DUC d'ANJOU
DEBUT DE DAQUIN
1673 : Janvier : vapeurs, indigestion ; mai : indigestion ; décembre saignements de nez, maux de tête.
1674 : Janvier : vapeurs.
1675 Janvier: vapeurs; Octobre: saignement de nez, ophtalmie ; Décembre : fièvre douleurs au pied, à la cuisse et au cou.
1676 Avril : vapeurs mal aux dents
1677 Juin : vapeurs.
1678 Juillet : vapeurs ; Septembre : douleurs au bras droit. **Abcès dentaire droit**
1679 Juin : indigestion, douleurs à l'épaule gauche ; Octobre : toux, rhume.
1680 hiver : rhume, vapeurs, toux ; Avril : enrouement, toux ; Novembre : Vapeurs.
1681 Avril, Mai : enrouement, rhumes, toux ; Août : indigestion Novembre : rhume, vapeurs.
1682 Janvier : mal à l'estomac, soif intense ; Mars et Mai : **goutte** au pied gauche ; Septembre : vapeurs, indigestion ; Novembre : vapeurs.
1683 : Mai : douleurs intestinales
Juin : otite

Septembre : chute de cheval coude démis gauche, goutte, trois abcès aisselle gauche DECES DE LA REINE

MARIAGE AVEC MADAME DE MAINTENON

45 ans,

DECES DE COLBERT

1684 rhumatisme bras droit

1685 Janvier **la fistule naso-palatine** ; vertige, glaires sanglantes ;

Octobre : goutte, vapeurs 47 ANS

1686 Mars **la fistule anale,** goutte et accès de fièvre

1687 février : goutte ; Août : diarrhée, vapeurs, **fièvres paludéennes.**

1688 : janvier **abcès joue gauche**

Avril, Juin : indigestions, fièvres, goutte, rhume ;

Novembre : goutte fièvres, embonpoint.

1689 Février : ophtalmie ; Mars rhume, toux ; mai : fièvres ; Juin : vapeurs ; décembre : goutte.

1690 Janvier et Août : goutte ; Novembre : goutte rhumatismes cou, épaules.

1691 Février Mars : goutte ; Août : colique, fièvre ; Octobre : vapeurs ; Décembre : vapeurs et catarrhe, petits malaises,

1692 Mai, Juin : goutte ; septembre : diarrhées ; Octobre et Décembre : céphalées, vapeurs, insomnies au café

1693 Janvier : goutte ; Février : colique ; Mai : rhume, rhumatismes, vapeurs, Août : fièvre, goutte rhumes.

DISGRACE DE DAQUIN

DEBUT DE FAGON

1694 Avril : rhumes vapeurs, fièvre ; Juin : fièvre ; de Septembre à Décembre : goutte, 56 ans.

1695 Janvier : rhume juillet et aout : goutte ; octobre : rhume toux

1696 Février : rhume et toux ; Avril : constipation; mai : vapeurs, évacuation d'un ver vivant, douleurs à la joue droite, sueurs, fièvre, joue enflée, goutte ; Août et début Septembre : **anthrax à la nuque**

58 ans.

1697 Janvier : rhume, mars : douleur épaule droite ; Septembre : douleur doigt main gauche ; évacuation d'un ver mort puis un second ver mort, vapeurs diarrhée un troisième ver mort fin décembre.

1698 Janvier : goutte ; Mars : goutte rhume. Juillet: selles grasses bouse de vache avec diarrhée, Novembre : goutte, rhume colique

60 ans.

1699 Mars : rhume, froid ; Avril : goutte ; Mai : goutte, Juin : rhume ; Octobre, Novembre : douleur pied droit et jambe œdèmes, indigestion.

1700 Janvier : indigestion ; Février : goutte ; Juillet : colique, flatulences ; Octobre : vapeurs et rhinites toux.

1701 Mars : goutte ; Avril : vapeurs, rhume, enrouement, saignement de nez, douleurs de la gorge ; Octobre : indigestion Novembre et Décembre : goutte

MORT DE MONSIEUR

1702 Janvier : pied et jambe enflés ; érésipèle ? **goutte** ; Août : indigestion ; Septembre : goutte ; Octobre : sueurs nocturnes depuis toutes les nuits depuis 1700, vapeurs rhumes.

1703 Mars : rhume, étourdissements ; Avril : saignements de nez ; Juin : goutte, **hypersudation nocturne** ; Août : vapeurs ; Décembre : goutte, vapeurs, évacuation d'un grand ver mort. rhume

1704 Janvier : enrouement ; Février : indigestion, goutte, froid, selles rouges Février : diarrhées, tendinite pied gauche, douleurs généralisées ; Mars vapeurs ; Mai : rhume ; Juin : furoncle, rhume ; Août : indigestion, soif intense ; Septembre : vapeurs, goutte, évacuation d'un ver *fort grand* ; Octobre : flatulences diarrhées ; Novembre : constipation selles rouges, rhume ; Décembre : aphonie, agueusie post catarrhe.

1705 Février : flatulences, vapeurs ; Mars : constipation, goutte Avril : catarrhe, goutte, coliques, fièvre, mal de gorge ; Mai : vapeurs ; Juin : goutte bilatérale ; Août : indigestion diarrhées ; octobre indigestion novembre : goutte ; vapeurs, toux, douleur du bras droit ; Décembre : évacuation d'un ver mort.

1706 Février : rhume toux, goutte douleur bras droit Avril : vapeurs, mai : vertiges ; Juillet : vapeurs ; Septembre : rhume, toux ; Octobre : vapeurs, mal d'estomac ; Novembre : goutte Décembre : vertiges, rhume.

1707 janvier : rhume, vertiges, vapeurs, douleurs corporelles ; Février : goutte **chicot dentaire infecté** ; Mars : vapeurs ; Juin : selle rougeâtre ; Août : vapeurs, vertiges, évacuation d'un long *ver mort* ; Septembre : vapeurs, selle rouge.

1708 Janvier : rhume, mal à la gorge, enrouement ; Mars : rhume, toux, froid, vapeurs, douleurs générales ; Avril : rhume, selle rouge, fatigue généralisée ; Juin : vapeurs, malaise vagal, fatigue, rhume ; Septembre : indigestion, Octobre et Novembre : vapeurs, rhume ; Décembre : toux et rhume.
1709 Janvier : enrouement, rhume ; Mars : douleurs abdominales coliques ou néphrétiques ? flatulences, rhume, **tristesse** ; Avril : *douleurs abdominales qui lui répondaient au bout de l'urètre*, perte d'appétit fatigue, 3e série de douleurs abdominales, rots ; mai : goutte, toux, ophtalmie œil gauche, expulsion de trois **calculs urinaires** ; Juin : sable urinaire vapeurs, rhume. Juillet : sables calculs urinaires sept fois ! et punaises dans le lit !! Septembre : rhume, mal à la gorge *hémorroïde gonflée* ; Octobre : colique, sable urinaire ; novembre : hématurie macroscopique quatre fois, sable simple ; Décembre : sable, indigestion, vapeurs, évacuation d'un ver vivant, sables.
1710 Janvier : sables vapeurs, rhume selle rouge, **sables** ; Février : hématurie et sables, selle rouge mars : cinq rejets de sable, vapeurs, fatigue généralisée Avril selle rouge, sable neuf émissions ; Juin coliques ; Juillet : douleurs au bras droit, vapeurs ; Août : vapeurs, froid ; Septembre : douleurs aux bras et aux épaules.
1711 Février : vapeurs, flatulences ; Avril : vapeurs, profonde tristesse ; Mai: flatulences, rhumatismes, sables, indigestion; Juin et Juillet : sables, selle rouge constipation, crise de colique néphrétique suivie d'évacuation de sables ; Août : sables, lassitude, indigestion, sables, lassitude et douleurs rhumatismales Octobre : vapeurs, sables selles rouges hématuries sueurs ; Novembre et Décembre: vapeurs et mal de gorge, selles rouges, sables. 73 ans.
DECES DU GRAND DAUPHIN (VARIOLE)
FIN DU JOURNAL DE FAGON
DECES DU DUC DE BOURGOGNE, SON EPOUSE ET DU DUC DE BRETAGNE (ROUGEOLE)
1714 DECES DU DUC DE BERRY (TRAUMATISME)
1715 Juin : colique ; Août : mal à l'estomac, sciatique, **douleurs dans la jambe gauche**, fièvre, **amaigrissement**, **gangrène**, vapeurs, perte de connaissance.

Officiellement, la dernière maladie de Louis débute le 10 août, après son retour de Marly. « *Il y avait plus d'un an que la santé du roi tombait. Ses valets intérieurs s'en aperçurent d'abord et en remarquèrent tous les progrès, sans que pas un osât ouvrir la bouche* ». raconte le duc de Saint-Simon. Personne n'osait imaginer que ce monarque pût mourir. Seuls les officiers domestiques de Louis XIV étaient *constamment* avec lui. Ce sont eux qui assurent les soins quotidiens, notamment ceux liés à la maladie. Ils lèvent le roi, le placent dans son fauteuil, le changent de linge. Louis Blouin (1660-1729) apparaît toujours dans l'ombre du roi. Il est le premier à désespérer ouvertement de sa vie. Ainsi les frères Antoine, porte-arquebusiers et garçons de la chambre, commencèrent un *Journal,* à l'instar de celui que tint leur père, lors de la mort de Louis XIII (2). Les frères Antoine notent : « *les médecins commencèrent icy à mal augurer de cette maladie et Monsieur Blouin fit venir les plus habiles médecins de la faculté de Paris pour conférer avec eux que l'on ne pouvoit prendre trop de précautions en pareille occasion* » (34).

Journal des frères Anthoine

Décès le 1er septembre, autopsie du corps le 2 septembre 1715
77 ans

B) Procès-verbal de l'autopsie de Louis XIV

Aujourd'hui, deuxiesme septembre de l'année 1715, nous nous sommes assemblés à 9 heures du matin, dans le château de Versailles, pour y faire l'ouverture du corps du Roy, où nous avons trouvé ce qui suit :

À l'extérieur, tout le côté gauche nous parut gangréné, depuis l'extrémité du pied jusqu'au sommet de la tête. L'épiderme s'enlevoit généralement par tout le corps des deux côtés. Le côté droit etoit gangréné, en plusieurs endroits mais beaucoup moins que le gauche, et le ventre paraissoit extrêmement bouffi.

À l'ouverture du bas-ventre, les intestins se sont trouvés altérés avec quelques marques d'inflammation ; principalement ceux qui estoient situés du côté gauche, et les gros intestins, prodigieusement dilatés.

Les reins estoient assés dans leur état naturel. On a trouvé seulement dans le gauche une petite pierre de pareille grosseur à celle qu'il a rendue par les urines plusieurs fois pendant la vie, sans aucun signe seulement de douleur.

Le foie, la rate, l'estomac, la vessie estoient absolument sains, aussi bien que le cœur dont les extrémités des vaisseaux et quelques valvules étaient osseuses ; mais tous les muscles de la gorge étaient gangrénés.

À l'ouverture de la tête, toute la dure-mère s'est trouvée en adhérence au crâne, et la pie mère avait deux à trois taches purulentes le long de la faux. Au reste le cerveau était dans l'état naturel, tant au dedans ou dehors.

La cuisse gauche, dans l'intérieur, s'est trouvée gangrénée, aussi bien que les muscles du bas-ventre et cette gangrène montoit jusqu'à la gorge.

Le sang et la lymphe estoient dans une entière dissolution, universellement dans les vaisseaux.

DISCUSSIONS MÉDICALES ET JOURNAL DE SANTÉ

Avant de commencer l'observation médicale, il faut évoquer les antécédents prénataux de Louis Dieudonné, de sa difficile conception, du caractère valétudinaire de son père Louis XIII et de la longue attente d'Anne d'Autriche, sa mère.

La naissance de Louis XIV n'est nulle part écrite ailleurs que dans ce prologue, cité pour une meilleure compréhension.

Remarques générales sur la naissance et le tempérament du roi (1).

Dieu, par une grâce particulière, nous a donné un roi si accompli et si plein de bénédictions, en un temps où la toute la France avait presque perdu toutes les espérances d'un si heureux successeur, et lorsque le roi son père, d'heureuse mémoire, commençait à se ressentir d'une faiblesse extraordinaire, causée avant l'âge par ses longues fatigues et l'opiniâtreté d'une longue maladie qui l'avait réduit en état de ne pouvoir pas espérer une plus longue vie, ni une parfaite guérison ; de sorte que l'on avait sujet, durant la grossesse de la reine mère, d'appréhender que ce royal enfant ne se ressentit de la faiblesse du roi son père. Ce qui indubitablement serait arrivé, si la bonté du tempérament de la reine et sa santé héroïque n'avaient rectifié les mauvaises impressions de ses premiers principes.

La conception de Louis XIV fut difficile. Après plus de vingt ans de mariage, Anne d'Autriche désespère de donner un héritier au trône. Ce n'est pas faute d'avoir multiplié les dons, les pèlerinages. Raconté par Robert Challes (?- ?), écrivain du roi (35), cet épisode pré-conceptionnel mérite d'être connu :

Le hasard amena en France un médecin empirique anglais, le premier, dit-on, qui a trouvé le secret de découvrir par les urines les infirmités du corps.

Bientôt la reine lui rend visite : *le médecin demanda un réchaud avec du charbon ou des braises ardentes sans fumée, avec une de ces petites bouteilles de verre dans lesquels on met les médecines. Tout cela lui fut porté. Il mit une partie de l'urine (de la reine) dans cette bouteille, environ les deux tiers de sa contenance et la mit sur cette braise (...). L'urine qu'elle contenait se mit à bouillir. Le médecin la retira du feu, après trois à quatre bouillons et la porta sur une fenêtre où il la laissa refroidir et reposer. Après l'avoir bien considéré, il s'adresse à la reine (...) et l'assura sur sa tête qu'elle deviendrait infailliblement grosse, si elle voulait s'assujettir au régime qu'il lui prescrirait sans autres ingrédients ni médecines.*

La reine lui promit de faire tout ce qu'il voudrait et de suivre en tout le régime qu'il ordonnerait. Il ne lui en prescrivit point d'autre, que de vivre en son particulier et de ne boire ni manger rien qu'elle n'eut vu accommoder elle-même ; en un mot de vivre comme une bourgeoise de Paris, sans pâtisserie, sans ragoût, sans vin d'Espagne, ni autre liqueur que de bons vins de Bourgogne, avec les deux tiers d'eau, faire faire son pot-au-feu dans sa chambre et d'en laver la viande avant qu'on la cuisit. Il dit encore d'y mettre du bœuf, du veau, une poule ou un chapon, mais point de mouton, qui fut la seule viande qu'il défendit, avec la perdrix, tant rôtie que bouillie.

La reine se conforma à ses ordres ; elle se retira au Val-de-Grâce pour être en son particulier, et fit vœu d'y bâtir une église, si elle avait le bonheur de devenir enceinte (.).

On connaît la suite : le 5 septembre 1638, soit neuf mois jour pour jour après une visite très inhabituelle du roi Louis XIII à son épouse Anne d'Autriche, Louis XIV naissait. On peut épiloguer : simple effet du rapprochement des corps ? Don tardif de la Grâce ? Conséquence indirecte d'un régime prescrit par un médecin anglais ? Interférence d'une pourpre cardinale, comme l'ont prétendu certains historiens ? Comment savoir ?

Ce long prologue pour en venir à réfléchir sur ce propos : d'abord le médecin empirique, héritier du XIIIe siècle, avec son uroscopie prédictive, est digne d'intérêt, car même au début du XVIIe siècle, il avait une crédibilité dans la haute aristocratie. Par ailleurs, il ne manque pas d'empathie psychologique devant une patiente (ce type de patiente nous est familière en tant qu'endocrinologue) dans sa quête d'enfant. Certes le *régime sans pâtisserie, sans ragoût, sans vin d'Espagne,* pour avoir des enfants peut faire sourire. Mais on se prend à rêver en songeant aux publications, il y a une vingtaine d'années, qui proposent aux femmes en âge de procréer des régimes différents selon qu'elles désirent concevoir un garçon ou une fille, il est vrai que tout cela a été validé en médecine vétérinaire ! Dans le même ordre d'idées, la vogue des régimes spéciaux anti-lactose, anti-gluten, anti-viande explose à notre époque médiatique. Les médecines dites parallèles prolifèrent aussi, qui ont leur efficacité sans doute, mais qui ne sont rien moins que scientifiques. Ces réflexions nous rapprochent tout modestement de l'aspect Magie de la Médecine, aspect qui ne l'a pas quittée depuis le Prêtre-médecin de la Mésopotamie.

Quelques mots sur la naissance et la petite enfance de Louis XIV puisqu'il n'en est pas fait mention dans le Journal. Le dauphin nait à Saint-Germain vers deux heures du matin. L'accouchement se déroule sans problème. L'enfant se révèle plein de vie. Il use avec ses deux dents les mamelons de trois nourrices. Les six premiers mois se déroulent sans incident notable. Relatons maintenant les différentes pathologies médicales de Louis dans leur ordre

I) PATHOLOGIES EN MEDECINE GENERALE

A) La « gale »

Louis Dieudonné a quatre mois et débute par une affection cutanée. Le médecin, qui a écrit, a probablement fait une faute d'orthographe : il faut lire gale, *scabies* ou *psora* en grec. Il s'agit d'une *phlegmasie (inflamatio phlegmasia phlego* en grec je brûle, inflammation) *de la peau qui se montre sous la forme de pustules arrondies, dures, nombreuses, de la grosseur environ d'un grain de millet, légèrement rouges à leur base, vésiculaires et transparentes à leur sommet. La gale cause une démangeaison plus ou moins vive, qui augmente le soir par la chaleur* (36). On peut regretter, ici, l'imprécision clinique, car on savait qu'il existait plusieurs formes de gale. L'absence de bains, sauf au moment de la naissance, l'emmaillotage du bébé, le peu de changes en sont l'explication, même si ce royal nourrisson vit dans un milieu favorisé. Ces humeurs sont un signe de bonne santé (5) mais la situation a dû se dégrader car Jean-Baptiste Bontemps (1589-1659) le Premier Chirurgien de Louis XIII le saigna et *le Dauphin s'en porte fort bien.*

La thérapeutique de ces troubles cutanés passe par une saignée, bien que l'on n'aimât pas saigner les enfants, les femmes grosses ni les vieillards - privilège de l'enfant royal !- et un peu d'huile d'amandes douce…

B) La variole ou la petite vérole

Relation exacte de la petite vérole du Roi en novembre 1647.

Lorsque l'on croyait le roi en parfaite santé et qu'en effet S.M n'avait aucune marque de la moindre incommodité du monde, la joie de la reine et de toute la Cour fut bientôt troublée par une soudaine et violente douleur des reins et de toute la partie inférieure de l'épine du dos que S.M ressentit le lundi 11 novembre 1647, à cinq heures du soir.

Ce mal inopiné étonna fort la reine, et l'oblige de faire appel à Monsieur Vaultier, pour lors premier médecin, lequel, après avoir bien considéré cet accident, avec toutes ces circonstances, jugea d'abord qu'il y avait plus d'apparence de petite vérole que d'aucune autre maladie. La nuit suivante fut fort inquiète, et la fièvre parue le lendemain assez forte ce qui obligea sieur Vaultier de faire tirer du sang à S.M. La nuit du mardi au mercredi fut plus inquiète et plus fâcheuse, c'est pourquoi on réitéra la saignée le mercredi matin. On remarque le bon effet de cette seconde saignée le jour même, par l'éruption des pustules qui commencèrent à apparaître au visage et en plusieurs parties du corps ; et quoi que pour lors la maladie fut connue, elle donna néanmoins beaucoup d'alarmes à toute la Cour, par l'appréhension que l'on avait du mauvais succès, parce que la cause est bien maligne, et l'on remarquait déjà un redoublement sur les quatre à cinq heures du soir avec un délire assez considérable.

Le jeudi matin 14 du mois et quatrième de la maladie, les sieurs Guénault et Vallot, médecins des plus fameux et des plus employés de Paris, furent appelés par le sieur Vaultier pour être ajoutés à M.M Séguin, oncle et neveu, premiers médecins de la reine, et n'ayant rien remarqué d'extraordinaire, ni de plus fâcheuse que par le passé, ils se contentèrent de proposer la continuation des remèdes cordiaux, disant qu'il fallait voir et observer les mouvements et les forces de la nature. La journée se passe assez bien, n'y étant arrivé aucun autre symptôme que le délire qui retourna sur les quatre heures du soir et dura jusqu'à dix heures la même journée. Le reste de la nuit se passa avec un peu plus d'inquiétude que la précédente, ce qui obligea, le vendredi matin, le sieur Vallot, qui depuis a succédé au sieur Vaultier en la charge de premier maître, de proposer *et faire ouverture en la consultation d'une troisième saignée, assurant qu'en l'état où était S.M l'on ne devait point différer ce remède, autrement qu'il n'y aurait sujet de craindre le mauvais succès, dont S.M était menacée, non seulement à raison de la petite vérole, qui semblait déjà être bien maligne et bien dangereuse, et particulièrement par l'accélération d'une fièvre essentielle qui l'accompagnait et qui avait ses redoublements bien réglés ; disant, le dit sieur Vallot, que si l'on consentait à cette proposition, la fièvre se rendrait plus modérée, et que sans doute les redoublements s'apaiseraient, qui donnaient déjà beaucoup d'appréhension; et que pour le regard de la petite vérole, qu'il était assuré qu'elle sortirait en très grande abondance, avec un soulagement notable et une diminution de tous les accidents.*

Cette proposition fut reçue et approuvée par le sieur Guénault, et rejetée par M.M Séguin, oncle et neveu. Sur cette diversité d'opinion, le premier médecin, considérant la grandeur du mal et la nécessité du remède, confirma les sentiments de ceux qui approuvaient la saignée, qui fut faite sur-le-champ et sans différer davantage, quoique ceux qui n'étaient pas de cet avis fissent grand bruit en se retirant de la chambre du roi, et protestassent devant la reine que ce remède était dangereux et contre les règles de la médecine. L'effet néanmoins en fut admirable, et, sur le soir, le redoublement ne parut point, non plus que le délire, et la reine, après avoir visité le Roi par tout le corps, avoua que les pustules étaient augmentées au centuple depuis ladite saignée, suivant et confirmant ce que le sieur Vallot avait assuré et prédit le matin en sa consultation.

Cet amendement ne diminuera ni les soins ni les inquiétudes de la reine, qui ne perdit pas un seul moment pour assister avec plaisir aux moindres offices nécessaires à cet illustre malade, et, dans sa plus grande tristesse, témoigna une gaieté d'humeur, quoique S.M fut dans les alarmes et appréhension à cause de la grandeur de la maladie et de l'incertitude du succès. Et en effet, après le calme de quelques jours, et après que la nature eût semblé avoir suffisamment travaillé à faire sortir et mûrir les pustules, elle parut dans le dernier accablement, le 21 du mois, par une nouvelle ébullition qui augmenta la fièvre et tous les autres symptômes avec tant de violence, que les pustules parurent toutes sèches et d'une mauvaise couleur. Mais, après quelques remèdes cordiaux qui furent donnés à point nommé et bien à propos, la nature, reprenant ses forces, poussa avec vigueur le reste de la matière, qui forma une espèce d'érysipèle sur tout le dos et une bonne partie de la poitrine ; ce qui obligea la compagnie des médecins, le 22 du mois, se porter unanimement à une quatrième saignée, qui réussit si heureusement que, quelques heures après, la fièvre diminuera beaucoup et S.M en reçut un soulagement si notable qu'elle passa la journée avec moins d'inquiétude que la précédente. La fièvre néanmoins continua, mais avec moins de violence.

Trois jours après cette modération, deux accidents assez considérables survinrent à S.M. Le premier a été un amas d'une matière maligne, corrosive et sanieuse, qui s'est jetée sur les doigts de pied, qui pouvaient gâter et faire tomber les os, si l'on n'y eut apporté les remèdes nécessaires par des incisions et applications des eaux , et des baumes si excellents, que l'on peut dire avec vérité qu'en fort peu de temps l'on a délivré S.M d'un accident qui était de la dernière conséquence, parce que l'on voyait non seulement la carie, mais aussi des marques de gangrène s'étaient déjà attachées aux parties voisines.

L'autre accident a été une soif si grande et si extraordinaire, qu'elle a donné beaucoup de terreur aux médecins, quoique le mal fût déjà dans son déclin. L'on demeurera longtemps à délibérer sur la cause de cette extrême altération, et sur les moyens de l'apaiser. Enfin, après plusieurs consultations et des propositions sur ce sujet de part et d'autre, le sieur Vallot s'opiniâtra à une purgation qu'il avait proposée à la consultation, laquelle fut rejetée par les autres médecins qui étaient d'avis que l'on préférât la saignée, laquelle vraisemblablement paraissait, en un accident de cette nature, plus propre et plus convenable que la purgation. Mais le sieur Vallot, étant assuré que l'altération ne provenait point de l'extrême chaleur de la fièvre, qui pour lors était beaucoup diminuée, ni de l'inflammation, ou disposition inflammatoire des entrailles, mais plutôt d'un amas de bile pourrie qui s'était jetée de l'estomac, demeura ferme dans le sentiment qu'il avait de purger le roi, et fit revenir les autres à son opinion. En effet, après avoir pris de grand matin un verre de calomel et de séné, le roi se trouva, deux heures après l'avoir avalé, si soulagé et si peu altéré, qu'il passa toute la journée sans témoigner aucun besoin de boire, et, par ce petit remède, S.M reçut toute la satisfaction que l'on pouvait espérer, mais contre l'attente de ceux qui avaient l'honneur de la soigner. En effet, depuis cette purgation, on a remarqué que toutes les choses ont très heureusement réussi, parce qu'elle a fait sortir l'humeur qui fermentait dans le bas-ventre et particulièrement dans l'estomac. Ainsi, le roi se trouva hors de cet accident, qui donna beaucoup de frayeur, et avec une diminution si notable de la fièvre, que toute la face de la Cour fut trouvée changée par cet amendement presque inespéré, lequel continua de telle sorte, que ce bon effet de la première purgation donne lieu à une seconde qui a si bien réussi, que le Roi fut trouvé sans fièvre le vingt neuvième jour du mois et dix-huitième de sa maladie ; et, depuis ce temps, la vigueur est revenue plutôt que l'on n'avait cru.

Le Roi a témoigné en cette grande et dangereuse maladie, que l'on devait avec raison concevoir de très grandes espérances de la grandeur de son courage, puisque, en l'âge de dix ans, il témoigna de l'assurance et de la fermeté dans les plus fortes douleurs et dans l'accablement de plusieurs accidents qui lui sont survenus, n'ayant refusé ni la saignée, ni les incisions, et tous les autres remèdes extrêmes que l'on a proposés à S.M (...).

On ne peut pareillement exprimer l'entière confiance que la reine témoigna avoir en la suffisance du sieur Vaultier, premier médecin du roi, qui s'est conduit avec une grande prudence en cette maladie, ayant appelé les sieurs Guénault et Vallot qui ont donné, en occasion si considérable, des preuves de leur suffisance, et ont fait voir à toute la France que l'on avait besoin de leurs conseils en un état si déplorable et si désespéré.

Louis a 9 ans ; il est solide, il ne meurt pas, il lui restera quelques traces sur le visage, visibles sur le masque de cire réalisé dans sa vieillesse mais pas sur les tableaux officiels.

Le nom vient de *variola* (*varius*, varié) ; c'est une *phlegmasie* (inflammation) *de la peau et de l'estomac qui se manifeste d'abord par les signes de la gastrite, lesquelles s'apaisent promptement ; ensuite apparaissent les boutons, éloignés les uns des autres ou confluents, qui se remplissent de pus et qui se dessèchent dans l'espace de quatorze à quinze jours et dont la suppuration est signalée par le retour des symptômes de gastrite et d'irritation sympathique du cœur. La variole cause très souvent la mort, soit parce que la gastrite s'exaspère, soit parce que l'encéphale s'affecte. Souvent elle produit des inflammations chroniques et interminables des yeux, de la poitrine, des os, et des difformités horribles (*36*)*. Cette maladie, qui a disparu depuis la vaccination, serait susceptible de réapparaître un jour dans le cadre de la guerre bactériologique. Précisons- la !

La variole est une infection virale, très contagieuse due à un virus de la famille des pox-virus et dont l'éradication définitive a été officialisée en 1980 par l'OMS, le dernier cas mondial en

Somalie en 1977. L'homme sert de réservoir au virus. La transmission se fait dès les premiers jours de l'éruption par les lésions cutanées, les vêtements la literie. Elle ne cesse qu'avec la chute des croûtes.

Après une incubation de seize à dix-sept jours, l'invasion est brutale : fièvre, frissons, malaise général, rachialgies, céphalées, vomissements, douleurs abdominales, toux et parfois le début d'une éruption faisant craindre une forme grave. Au troisième, quatrième jour, apparaît l'exanthème prédominant au visage, au thorax, et aux extrémités paumes et plantes de pieds, puis la succession macules, papules, le tout évoluant en une seule poussée vers la dessiccation, au neuvième jour enfin la chute des croûtes au trentième jour, laissant une cicatrice indélébile. Les complications n'étaient pas rares : kératite, syndrome encéphalique ou broncho-pulmonaire. L'affection était fréquente et grave : « *sur cent personnes,* disait Voltaire*, soixante au moins ont eu la petite vérole, dix en meurent dans les années les plus favorables, dix ans conservent pour toujours les fâcheux restes* » (9). D'autres statistiques sont plus pessimistes : 70 % de mortalité On estime à cinquante millions le nombre de ses victimes en Europe au dix-huitième siècle.

Ici, le tableau ne fait guère de doute : on pourrait au mieux discuter une varicelle sévère, d'autant que les médecins de Louis ne savaient pas trop faire la différence. Plus tard, les médecins de Louis XV penseront que, dans son enfance, il avait fait une variole et s'en était immunisé. Alors, il s'agissait d'une varicelle ! Très vite ils reconnaîtront l'erreur de diagnostic : le roi mourra bel et bien de la petite vérole. Ces deux maladies ne seront en effet individualisées qu'en 1767 par le sémiologiste William Heberden (1710-1801) surtout connu pour sa description clinique de l'angine de poitrine (9). Toutefois, la brutalité et l'intensité des signes cliniques, les rachialgies, les cicatrices résiduelles plaident en faveur d'une variole. La soif intense pourrait être la conséquence d'une déshydratation chez un enfant de neuf ans, relevant d'une fièvre et abondamment saigné…

La vaccination ni même l'inoculation n'étaient à l'ordre du jour. Ce n'est que deux ans après la mort du Roi, en 1717, que l'on commencera à pratiquer en Europe, à titre préventif, l'inoculation en usage depuis des lustres en Perse et en Chine (9). La variole, maladie très fréquente à l'époque, a fait des ravages dans la famille royale, puisque le propre fils du roi, Mgr le Grand Dauphin, et son arrière-petit-fils, le roi Louis XV, sont tous deux décédés de cette maladie. C'est seulement après la mort de Louis XV en 1774, que les Bourbons vont se décider à se faire « varioliser » : non dépourvue de risque, la technique consistait à introduire de la poudre de croûtes vieillies, soit par inoculation sanguine, en quatre points du corps (signe de croix), soit par inhalation : alors apparaissaient au septième jour, de façon très atténuée, fièvre et éruption. Ce n'est qu'en1798 qu'Edward Jenner (1749-1823) communiquera les résultats de sa première « vaccination » pratiquée avec succès deux ans auparavant sur le jeune James Philips. La voie est ouverte à la prévention moderne des maladies infectieuses remise en question au XXIe siècle !

La réponse thérapeutique de nos médecins reste simple : quatre saignées, deux purges et pour abaisser la fièvre, un verre de calomel (chlorure de mercure, léger laxatif) et de séné. Louis gardera, de cette affection, des cicatrices cutanées soigneusement évacuées de la peinture officielle.

C) Les indigestions du roi : de l'utilité de saigner, de purger, du lavement intestinal.

En novembre 1652 : *mais comme le roi a travaillé extraordinairement en ces mauvaises conjonctures du temps, et au-dessus de ses forces, il se trouva travaillé d'un léger flux de ventre, qui fut promptement apaisé par un bon régime de vivre, et par un seul lavement qui fut composé suivant l'ordonnance suivante*

Lavement pour le roi : huile d'amande douce, miel violet, électuaire Lénitif à dissoudre dans une décoction.

Faire le clystère.

Après avoir gardé le lit un jour sans se tourmenter, et pris de la nourriture facile à digérer, comme je l'avais ordonné, les douleurs se sont apaisées, et le flux de ventre s'est arrêté beaucoup plus tôt qu'on ne l'aurait espéré. Les digestions étaient bilieuses en quantité avec des douleurs assez violentes, qui m'obligèrent de faire dissoudre de l'huile d'amande douce dans le lavement (...). Le seizième jour de novembre, le roi se trouva incommodé d'une tension du ventre un peu douloureuse, causé par un petit désordre et pour avoir mangé trop de fruits. Je proposais à sa S.M une petite abstinence avec lavement (...). Ce remède réussit si heureusement qu'incontinent après l'avoir rendu avec quantité de matières fort glaireuses et corrompues, S.M s'est trouvée hors de toutes sortes de douleurs et son dérangement s'arrêta bientôt après.

Mars1653 *: flux de ventre du roi, fort opiniâtre qui approchait de la dysenterie et de la nature du flux mésentérique, lequel dura plus de huit mois (...).*

indigestio, incoctio, dyspepsis, (apipios en grec exprimer un suc). Il s'agit de troubles de la digestion, digestion incomplète, difficile pénible douloureuse, liée à une mauvaise *coction ou cuisson des aliments* dans le tube digestif (36).

Ces premiers incidents inaugurent une longue série de troubles digestifs. Le roi, vers 25 ans, mange probablement trop et probablement mal. La Princesse Palatine (4) le constate : « *j'ai vu le roi souvent manger quatre assiettées de soupes diverses, un faisan entier, une perdrix, une grande assiettée de salade, du mouton au jus et à l'ail, deux bonnes tranches de jambon, une assiettée de pâtisserie et puis encore des fruits et des confitures* ». Ce n'est pas le seul fait du souverain, mais la marque d'une époque et d'un certain milieu social. En dépit d'un féroce appétit connu des jeunes hommes, nous-même, médecin, nous doutons du volume ingéré par Louis. On sert volontiers un « *galimatias de viande pressée les unes contre les autres et nageant dans une marinade de vinaigre* » ou « *encore un chapon environné de perdrix, de grive, d'alouettes* » (5). Le tout est noyé dans les épices : gingembre, cannelle, poivre, safran, anis, qui contribuent sans doute à assainir les aliments et à masquer un mauvais goût.

Aux moindres incidents, les médecins recommandent un régime au roi, qui d'ailleurs a traversé les époques jusqu'à nos jours : plus de ragoût, plus de sauces, mais des bouillons, des fibres végétales, de l'eau de riz, du petit-lait. Mais une fois les désagréments passés, les mauvaises habitudes reprennent et la vie de Louis est ainsi émaillée de diarrhées, douleurs abdominales, flux cœliaque, dysenterie et surtout « lienterie », ce flux de ventre où l'on rend les aliments tels qu'on les a pris. La question de l'hygiène en cuisine et dans l'Intendance en guerre, dans la genèse de ces troubles digestifs, peut encore être remise sur le devant de la scène théâtrale quotidienne de Louis. La présence de vers dans les selles, si scrupuleusement examinées, est aussi un argument pour l'étiologie de ces troubles digestifs, associés à une hygiène de l'eau non désinfectée à la teneur en bactéries indéterminée. Si l'on regarde bien, ces troubles digestifs deviennent moins fréquents avec l'âge et n'apparaissent qu'une fois l'année à partir de 1700, au profit des vapeurs. Avec l'âge, l'appétit devient moins important, les sorties militaires aussi, mais il nous manque quatre bonnes années.

L'autopsie du roi, en1715, objectivera des intestins et un estomac deux fois plus développés que la normale (dolichomégacolon ?)

On purge et on lavemente, plus rarement on saigne. C'est la trilogie thérapeutique du Grand siècle, destinée à débarrasser l'organisme de ses humeurs peccantes en les évacuant.

Primum saignare

La saignée est pratiquée par le barbier ou le chirurgien. Un manuel de l'époque énumère quarante-sept veines « *ségnables* », avec pour chacune leurs indications particulières : derrière les oreilles pour les vieux catarrhes, le front pour les maux de tête, la veine médiane pour les maux de cœur, etc. On débarrasse ainsi les zones malades de leur masse sanguine par « *diversion, dérivation, attraction, évacuation ou rétention* » (7). Daquin, fin psychologue ou bon courtisan, comprend que son royal patient déteste la saignée ; il lui en épargnera un certain nombre

Les indications varient selon les jours et les saisons. Certaines veines ne doivent être ouvertes qu'après dîner. Certains moments sont propices, d'autres moins. Des accidents sont possibles : le duc de Saint-Simon s'en tire à bon compte avec un œdème du bras dont il croit mourir, après une saignée mal faite et surtout après l'intervention de Mareschal (3). Parfois, on pique dans le nerf ou dans une artère. Sans compter les nombreux morts que l'on doit, sans doute, aux saignées qu'on multiplie avec l'idée fausse que l'organisme compte vingt à vingt-quatre litres de sang. » *Plus on tire l'eau d'un puits, plus il en revient de bonne. Le semblable est du sang et de la saignée »* (8). Vient un moment toutefois, où le puits se tarit...

Deinde purgare

C'est le fait de l'apothicaire. Le but est le même que pour la saignée : éliminer les humeurs néfastes. On utilise volontiers casse, séné et rhubarbe. Parfois on fait appel à des composants plus remarquables : crèmes de tartre, sels de tamaris et autres. La purge précède le lavement.

Clysterium donare

Le garçon apothicaire en est responsable. Pour le lavement, il faut avoir deux *seringues avec leurs étuis* : *l'une pouvant servir à la maison avec deux canons c'est-à-dire deux embouts d'y voir l'un pour donner clystère aux grandes personnes et l'autre pour les petites. Un pot d'étain à mettre le clystère, pour le garder et faire chauffer lorsque l'on voudra le donner* (7).

Le clystère est tarifé ; le prix est imposé, on dirait aujourd'hui conventionné de quinze sols. Les ordonnances sont rédigées en latin, souvent illisibles. Vallot n'est pas avare de ce genre de préparation, et n'hésite pas à en reproduire la composition dès qu'elles se sont révélées efficaces. Nous en avons reproduit une seulement dans le texte.

À notre sens, tous ces troubles digestifs, maux de ventre, diarrhées de Louis nous paraissent liées à plusieurs causes.

Peut-être un gros appétit, chez un mangeur à l'alimentation ad libitum, lui-même lié à un tube digestif sans cesse sollicité par les purges. Serait-ce un équivalent de la maladie des laxatifs ?

Les troubles digestifs sont peut-être dus au type de préparation alimentaire (beaucoup de sauces, de viande et d'épices) avec très peu de légumes. Les épices contribuent aussi à assainir les aliments. Fagon s'efforce à juste raison de mettre son royal patient en une diététique plus sobre, dans la seconde partie de sa vie. Ce régime, propre à générer des calculs vésicaux, associé à peu d'hydratation a été dit responsable de la maladie de la Pierre, dont Fagon lui-même fut opéré, mais pas Louis, qui vécut aussi âgé.

Enfin le mode de cuisson, de transport des aliments de la cuisine jusqu'à la table royale peut interférer avec une mauvaise conservation des aliments, à Versailles comme lors des nombreuses campagnes militaires. En témoignent plusieurs vers retrouvés dans les selles royales. La qualité des boissons (vins et eaux) peut laisser à désirer sur le plan bactériologique et provoquer ces désordres.

D) La « dureté au tétin »

Au mois de février, le roi a été incommodé d'une dureté squirreuse, entièrement dure et de la grosseur d'une grosse fève, au bout du tétin droit. Laquelle m'a donné beaucoup d'appréhension, quoi qu'elle fût sans douleur, ne pouvant pas m'imaginer qu'une dureté de cette nature put arriver à une personne de cet âge, qui doit d'ailleurs être fort saine, ou du moins qui avait les marques d'une heureuse complexion. Cette appréhension me donne sujet d'y apporter promptement les remèdes nécessaires pour amollir la tumeur et pour empêcher ses progrès, et faire en sorte qu'elle ne dégénérât pas en un mal de plus grande conséquence. Les remèdes, en cette conjoncture, furent appliqués si heureusement, qu'en moins de temps que je m'étais proposé, ils firent diminuer et la grosseur et la dureté, en telle manière que trois semaines après, le mal fut entièrement guéri. Cela s'est fait par la vertu spécifique d'un emplâtre qui m'avait déjà réussi très heureusement aux duretés squirreuses, aux ganglions, aux loupes, et aux écrouelles. Lequel j'avais, quelques années auparavant, inventé en faveur des religieuses de l'Ave Maria de Paris qui, à cause de l'austérité de leur vie et de la nudité des pieds, sont très sujettes aux loupes des genoux, et dont fort peu manquent de recevoir une parfaite guérison, quand elles se servent de cet emplâtre, après avoir fomenté la partie avec de l'urine quelques jours auparavant que de s'en servir.

Le détail de cette ordonnance-emplâtre nous est connu :

Emplâtre divin, de palmier

Emplâtre de mucilage trois drachmes de chaque

Emplâtre de grenouilles

Classiques thérapeutiques, les *emplastres* divin ou dia-palme se composent de la litharge d'or (protoxyde de plomb de couleur jaune), l'huile d'olive, et autres plantes ; d'ailleurs divin et dia-palme sont similaires selon la Pharmacopée de Moyse Charas. Ils vont *mondifier* (nettoyer, déterger) la zone, dont la douleur *froide* et *l'inflammation interne* seront soulagées par l'emplâtre de grenouilles-froid et humide, sans mercure (22).

Deuxième épisode, un an après.

La latéralisation de la dureté squirreuse (1654).

Je m'arrêterai seulement à faire la relation d'une dureté squirreuse, qui est survenue, à Sedan, au tétin gauche, au mois de juillet, semblable à celle dont je l'avais guéri l'année précédente au tétin droit. Ladite tumeur était un peu plus dure et un peu plus grosse que la première, pour la guérison de laquelle le premier chirurgien (il s'agit alors de J.B Bontemps) *s'était ingéré, sans nuls ordres et sans m'en donner un avis, de la vouloir traiter par l'application de son emplâtre de céruse brûlée, qui n'a aucun rapport à cette manière de tumeur, ni aucune vertu pour la consumer. J'ai été contraint, après avoir différé huit jours, de faire ôter ledit emplâtre, S.M se plaignant qu'elle en recevait de l'incommodité, et que son mal augmentait avec quelque sorte de douleurs, qui n'avait encore paru en cette dernière tumeur, ni en la première. Au lieu dudit emplâtre, j'ai fait mettre le mien, qui, en peu de temps, a ôté la douleur, amolli la dureté et guéri entièrement ce mal, qui ne paraissait pas beaucoup dans ces commencements, mais qui pouvait augmenter et dégénérer en un mal plus fâcheux et de plus grande conséquence ; et, comme j'ai fait une forte réflexion sur la première tumeur squirreuse en cette partie où elle a paru, j'ai eu sujet d'appréhender davantage quand j'ai vu que le même mal renaissait de l'autre côté, c'est-à-dire sur la tête de la mamelle droite, ne me figurer qu'un mal de cette nature put survenir en l'âge et au tempérament du roi, s'il n'y avait quelques mauvais principes qui étaient de grande conséquence, et qu'il n'était pas seulement question de se servir de modèles résolutifs, mais qu'il était nécessaire d'employer les remèdes internes pour arrêter le cours, ou plutôt la génération d'une matière qui était capable de faire grand désordre dans les parties nobles dont il tenait sa racine, ou du moins produire quelque tumeur carcinomateuse quand le roi serait dans un âge plus avancé. Ce qui m'a fait prendre résolution de faire préparer des tablettes avec la pierre d'écrevisse, la craie, la perle, le diaphorétique. Le tout m'a fort bien réussi, par la grâce de Dieu.*

Un peu de vocabulaire :

La dureté ou *duritia, durities sclerotes* en grec : c'est une qualité de ce qui est dur.

Le tétin, téton signifie au 17e siècle la mamelle, *mamma mastos* en grec, organe glanduleux propre aux femelles destinées à la sécrétion du lait. Le mamelon, lui, a pour origine *manilla*. Le terme sein a une dénomination plus familière et plus tardive.

Ce passage est très riche de plusieurs intérêts : tout d'abord sur le plan thérapeutique, Vallot rappelle bien la hiérarchie entre médecins et chirurgiens. C'est le médecin qui ordonne le traitement ; le chirurgien reste là pour exécuter. L'emplâtre de céruse du premier Chirurgien, composé d'huile d'olive avec un peu d'eau, dans laquelle on fait cuire de l'oxyde de plomb et un peu de cire, appliqué lors du deuxième épisode, a dû être corrosif et irriter la peau du roi. D'ailleurs, lui, Vallot a guéri la première dureté un an avant et n'en est pas peu fier. Si l'on y regarde d'un peu plus près, le Premier chirurgien a appliqué la seconde fois le même traitement que Vallot, de la céruse, un oxyde de plomb dont l'excipient n'a pas été assez adouci ! Vallot ne méconnaît pas, semble-t-il aussi, la possibilité d'un cancer du sein chez l'homme, mais Louis n'en a pas encore l'âge (1).

Ensuite nous n'entendons plus parler de cette pathologie bénigne, sans écoulement, favorisée par l'obésité. D'ailleurs à cette période, Louis XI, peint à l'âge de 15 ans en majesté, paraît un peu rond sur le tableau des Charles (1604-1672) et Henri (1603-1677) Beaubrun. Ceci interroge sur le diagnostic d'un nodule mammaire ou deux, chez l'adolescent ; ils sont rencontrés chez 30 % des adolescents âgés de 14 à 17 ans et régressent en quelques mois dans la grande majorité des cas. C'est ce qui a été le cas pour Louis malgré les emplastres ! Cette période est propice à l'expression de la sensibilité des œstrogènes avec une hyper-oestrogènie relative. Ces adéno-fibromes sont les tumeurs les plus fréquentes à l'adolescence (37).

Quelles sont les tablettes dont Vallot parle avec la pierre d'écrevisse, la craie, la perle et le diaphorétique ? Dans un peu de sucre et de solution de gomme mêlée dans de l'eau de rose, on pile de la perle, on mélange des yeux d'écrevisse (le calcaire de la tête), et un produit or ou argent diaphorétique (qui aide à la transpiration). Il s'agit de remèdes qui purgent les humeurs en agissant par les sueurs. L'emploi de l'or et de l'argent était assez fréquent au dix-septième siècle, de même que les pierres précieuses à visée thérapeutique. On les utilise en poudre, diluées dans des liqueurs, en plaquettes. Ce qui coûte cher est assurément doué de propriétés thérapeutiques, pense-t-on (38) ; la perle est appréciée comme tonicardiaque, le diamant comme pierre d'amour et de réconciliation, l'améthyste combat l'acidité gastrique. Dans le même ordre d'idées, l'or rend immortel Par ses tablettes cordiales (pour le cœur) sudorifiques de couleur blanche, Vallot rafraichit et remet en forme son malade.

E) La blennorragie du roi en 1655

Le terme blennorragie vient aussi du grec : « la morve, qui sort avec force ». La maladie est connue depuis l'Antiquité, elle peut toucher l'homme comme la femme, on sait qu'elle est aussi d'origine vénérienne.

(...) S.M dans le plus beau de ses jours et dans une jeunesse si tendre et si florissante, s'est ressentie d'un mal si grand et si extraordinaire que je me suis vu dans la dernière confusion et dans un tel accablement, que je ne crois pas qu'aucun de tous les Premiers Médecins qui m'ont précédé ait eu jamais plus d'inquiétude que moi, ni remarqué un accident plus étrange, ni plus considérable que celui qui est arrivé au roi, en l'âge de dix-sept ans.

Les quatre premiers mois de l'année se sont heureusement écoulés sans la moindre incommodité du monde. Au commencement du mois de mai, ma joie a été troublée après avoir reconnu les marques d'un mal auquel je ne m'attendais pas et qui m'a semblé le plus étrange du monde, n'ayant jamais rien vu de semblable, ni dans les livres, ni dans les expériences de tant de maladies que j'ai traversées en si grand nombre, depuis vingt-huit ans ; et, après avoir consulté les plus habiles médecins de l'Europe, sous des noms empruntés, je me suis trouvé aussi peu instruit que la première journée. Enfin, après un étonnement ou plutôt une interdiction extraordinaire, je me suis si fort appliqué à chercher la cause de cette maladie nouvelle et inconnue, et aux moyens de la pouvoir guérir, que Dieu m'a fait la grâce de rendre un service considérable au roi et à son état, que j'ai sujet de reconnaître les bontés que Dieu a eu pour le roi et pour ma conduite, dont il s'est voulu servir pour le délivrer d'une incommodité de cette nature qui le menaçait de ne pouvoir jamais avoir d'enfant, et d'être dans une infirmité le reste de ses jours.

Au commencement du mois de mai de l'année 1655, un peu auparavant que d'aller à la guerre, l'on me donna avis que les chemises du roi étaient gâtées d'une matière qui donnait soupçon de quelque mal, à quoi il était besoin de prendre garde. Les personnes qui me donnèrent les premiers avis n'étaient pas bien informés de la nature et de la qualité du mal, croyant d'abord que c'était quelques pollutions, ou bien quelque maladie vénérienne ; mais, après avoir bien examiné toutes choses, je tombais dans d'autres sentiments et me persuadai que cet accident était de plus grande importance. En effet, je ne me suis pas trompé, Dieu, ayant donné une si heureuse naissance à ce grand prince, a voulu imprimer en son âme toutes les vertus en un degré si éminent, et inspirer en sa personne toutes les belles inclinations, que je n'avais pour lors de doute de la pureté de sa vie, non plus que de sa chasteté, étant assuré de cette vérité, non seulement de sa propre bouche, mais parce qu'il n'avait pas réflexion sur cette décharge qui lui arrivait presque à tous moments, sans douleur et sans plaisir, de sorte que je fus obligé de lui faire connaître que c'était une incommodité considérable et extraordinaire à laquelle on devait apporter des remèdes nécessaires, *en une occasion de cette conséquence (...).*

La matière qui découlait sans douleur, et sans aucun chatouillement, comme j'ai dit ci-dessus, était d'une consistance entre celle du blanc d'œuf et du pus, et s'attachait si fort à la chemise que l'on ne pouvait ôter les marques qu'avec la lessive ou bien avec le savon. La couleur était d'ordinaire fort jaune mêlée de vert ; elle s'écoulait insensiblement, en plus grande abondance la nuit que le jour. Toutes ces circonstances m'étonnèrent fort, et me firent avoir la pensée qu'un mal si extraordinaire ne pouvait survenir que de la faiblesse des prostates et des vaisseaux spermatiques. M'étant fixé à cette opinion, Dieu m'a fait la grâce de guérir nettement S.M, comme on verra par la suite de ce discours.

Le roi étant donc pleinement informé de l'espèce et de la condition de son mal, m'a commandé de lui faire comprendre la cause, et préparer les moyens de le guérir. Pour satisfaire au premier point, et pour lui faire comprendre la cause, je lui ai dit qu'il avait une délicatesse de naissance ou plutôt une faiblesse aux parties qui servent à la génération, et que cette faiblesse avait été augmentée pour avoir trop tôt monté à cheval, et particulièrement pour s'être rendu un peu trop assidu à faire les exercices de l'Académie et pour avoir voltigé avec un peu trop de passion (...). Ces exercices ont enfin meurtri les parties qui servent à la génération, qui pour lors étaient déjà fort faibles et, par la succession des temps, le mal s'est déclaré de la manière que j'ai exprimée ci-dessus (...).

Mais comme S.M était « résolue de mourir plutôt que de perdre l'occasion d'une campagne qui se présentait et qui, selon toute apparence devait être longue et fort pénible », Vallot commence le traitement à *Paris sans en donner aucune communication à personne de la profession, par ce que j'avais reçu commandement express de ne déclarer à personne une affaire de telle conséquence ».*

Dès lors, se succèdent saignées, purgatifs, lavements et eau de pimprenelle (lotion ou décoction de fleurs de pimprenelles à visée astringente et cicatrisante). Le roi poursuit sa campagne de Flandres, *quoi que le cheval fût très désavantageux et contraire à son mal.* Vallot propose ses tablettes martiales composées avec du sel de mars (protosulfate de fer), les pierres d'écrevisses préparées, les perles et des coraux. Enfin le roi rentre à Paris et Vallot le convainc de prendre les eaux. Pendant longtemps un des traitements des maladies vénériennes consistait en des bains chauds.

Je trouvais que les eaux de Forges étaient fort excellentes pour commencer la cure de S.M et pour bien faire réussir ce que j'avais projeté de faire pour en venir à mon honneur. En quoi se trouverait pourtant quelque chose à redire qui regardait ma personne et ma réputation c'est que, durant l'usage des dites eaux, il pouvait arriver quelque accident au Roi, et même longtemps après les eaux prises, qui donnerait sujet à mes ennemis de blâmer lesdites eaux et imputer à mon imprudence tout ce qui arriverait à S.M. La reine se moqua de cette appréhension, et commanda de continuer mon dessein et de faire toutes les choses que je croyais être nécessaires. La dernière résolution étant prise, je fis connaître à la reine qu'il fallait chercher un lieu commode pour prendre les eaux et, peu de temps après, le Roi partit de Paris pour Fontainebleau, ou je faisais apporter, par des officiers du Gobelet à cheval, des eaux de

Forges, puis des relais d'hommes à pied en apportaient toute la matinée une flottée, dont le Roi usait à la manière ordinaire, après avoir été préparé par la saignée, après la purgation.

Le Roi commença le dix-huitième jour de septembre avoir les eaux à Paris et en prit cette journée seulement six verres. Le lendemain, le Roi partit de Paris pour aller à Fontainebleau sans prendre les eaux. Le 20, le Roi but huit verres ; il les a fort bien rendus par les urines, et il a continué de la même manière, et avec un heureux succès jusqu'à dimanche 30 d'octobre, lequel jour je les fis quitter à S.M qui les devait continuer encore quatre à cinq jours, me voyant obliger de lui donner ce conseil, parce que je reconnus quelque altération à son pouls, avec une légère douleur de la tête, qui avait même paru le jour précédent sur les sept heures du soir.

Vallot continue à saigner, purger, prescrire ses lavements, et il propose un traitement personnel, mais très désapprouvé par les autres médecins. L'acide Gui Patin, dans une lettre à Belin vitupère contre le traitement : « D*ieu sait à quelle raison faire boire de l'eau de lessive à un jeune prince de dix-sept-ans (*15) » Enfin le roi ne tarde pas à guérir à la fois des fièvres, et de l'écoulement urétral, qui aura duré sept mois au total. Vallot attribue la guérison à son traitement à base de casse, manne, séné et rhubarbe sous forme de bols (petites boules pharmaceutiques que l'on avale sans mâcher). Suit la liste des traitements utilisés pour son urétrite : *« baume de mars mêlé et incorporé avec les perles préparées... décoction de raclures de corne de cerf et d'ivoire... tablettes à base d'or diaphorétique... perles préparées... spécifiques stomachiques... liniment sur les parties et la poitrine avec essence de fourmi, esprit d'écrevisses et le baume du Pérou, etc.* » (38). Volontairement ou non, il ne parle pas de mercure doux, de salsepareille ou du bois de gayac, les traitements « efficaces », connus aussi bien pour la gonorrhée que pour la syphilis que l'on ne différenciait pas encore (39).

Plus loin Vallot revient sur l'origine des troubles :

Cela provenait non point d'aucun venin que les jeunes gens débauchés contractent d'ordinaire avec les femmes impudiques, parce que le Roi n'avait dès lors couché avec aucune fille ni femme. Ce même mal n'avait point pareillement été produit par des pollutions sales et déshonnêtes puisque le Roi vivait en une chasteté toute pure et sans exemple (...). Mais je puis dire qu'il y avait deux causes principales qui nous ont donné cette alarme : la première est la faiblesse des vaisseaux spermatiques que j'ai remarquée avec toute l'exactitude qui m'a été possible, et dont il n'est pas nécessaire de donner ici les raisons et des lumières. Il suffit de dire que par mes soins, ces parties lui ont été si heureusement rétablies qu'il n'y a personne dans le royaume qui ait plus de sujet que S.M de se louer d'être si bien sorti d'une infirmité qui lui était naturelle et qui, certainement, ne se serait point rétablies si je n'en avais eu une particulière connaissance qui m'a obligé de m'y appliquer avec tous les soins imaginables. L'autre cause qui a fait naître ce flux ou pertes continuelles a été l'action violente que le Roi a faite journellement à monter à cheval et à voltiger lorsqu'il a commencé ses exercices à grande volée (...).

En fait, l'origine de cette blennorragie, que Vallot n'ose pas appeler par son nom, par peur du scandale, est tout autre, et est connue dans la littérature. Nous trouvons l'explication dans les Mémoires sur la cour de Louis XIV par Primi Visconti (1648-1713), un Piémontais courtisan, présent à Versailles de 1673 à 1681 (40) : *Madame de Beauvais, première femme de chambre de la Reine-Mère, pendant la Régence de cette dernière, avait eu plus de trois millions de francs et les avait dispersés à entretenir à gages divers jeunes gens... elle choisissait d'ordinaire des gens de basse condition, leur faisait donner des charges de valet de chambre pour les avoir présents et prêts à toute heure. Celle-ci est vieille, petite, laide, n'a qu'un œil, est grosse et toute ronde ; et pourtant l'on tient pour certain que c'est elle qui a eu la virginité du Roi, alors qu'il était tout jeune ; une fois qu'il sortait du bain, elle lui donna sa première leçon d'amour.*

On dit que le Roi est retourné plusieurs fois dans le lit de la peu farouche Madame de Beauvais (?-1690), dite Cateau la Borgnesse. Anne d'Autriche s'assurait ainsi que Louis ne s'attacherait pas à elle comme il l'avait fait chastement avec la nièce de Mazarin. *Aussi, quand le Roi la voit maintenant, il ne peut s'empêcher de rire* (40). Le deuxième témoignage est celui du sulfureux Abbé de Choisy (1644-1724), de l'Académie française, dans ses *Mémoires* pour servir à l'histoire de Louis XIV (41).

La gonococcie est la plus anciennement connue des maladies vénériennes. Très contagieuse, elle se transmet lors des rapports sexuels essentiellement. Le germe responsable est le gonocoque Neisseria mais on connait également les urétrites à Chlamydia. Après une incubation de deux à six jours, apparaît un écoulement urétral, jaunâtre ou verdâtre, d'importance variable, associé à des sensations de brûlures, ou de picotements, qui lui font donner le nom populaire de chaude pisse ; ces symptômes sont loin d'être constants. En l'absence de traitement, l'évolution est traînante. La guérison survient au bout de plusieurs semaines ou mois, mais des complications sont possibles : prostatite, l'orchis-épididymite surtout, abcès redoutable à cause de son risque de stérilité. La dysfonction érectile ou impuissance ne fait pas partie du tableau.

La reine Anne d'Autriche a donc chargé sa première femme de chambre et intime, de déniaiser son fils. Elle connaissait les talents de cette dernière, mais elle ignorait sûrement que sa femme de chambre était porteuse de maladie vénérienne. Différentes hypothèses peuvent être émises sur cet « oubli » : soit Vallot est très ignorant et ne connaît pas les maladies vénériennes, ce dont on peut douter, car il évoque les risques de stérilité de Louis, et l'on en conçoit bien l'enjeu dynastique, soit il sait qu'il va être lu -il parle lui-même des fréquentes cabales contre lui- par le Roi ou par l'entourage du Roi, et il ne veut pas parler de maladies honteuses, impossibles pour la gloire du Roi très chrétien et sources de discrédit pour lui-même et son royal patient. Finalement il passe les faits sous silence (5). Toutefois le Roi a eu beaucoup de chance de ne pas avoir eu de complications ou séquelles secondaires. En dépit du nombre de ses maîtresses, à l'exemple de son ancêtre François 1er (1494-1547) ou de son grand-père Henri IV (1553-1610), il n'est pas mort de syphilis ni de complications de gonorrhée, et a assuré sa royale descendance, malgré sa blennorragie. Utilisera-t-il, après cet événement, des règles d'hygiène stricte ou des éponges préservatives, imbibées d'alcool utilisées dans la haute société (42) *quand il vient de voir une femme soupçonnée d'être infectée, et d'impudicité* » (42). D'autres traitements préconisent des injections d'un liquide comprenant de l'eau de chaux, du miel Rosat et du mercure doux à l'aide d'un siphon ou d'une sonde. (42).

Ne faut-il pas imaginer, dans cette histoire comme dans d'autres, l'efficacité professionnelle du Premier Valet de chambre Jean Baptiste Bontemps (1584-1659) cet Inconnu, le père d'Alexandre (1626-1701) d'abord Premier Chirurgien de Louis XIII puis Premier Valet, encore là en 1655, puisque mort en 1659 ? Il n'a pas dû oublier la connaissance des maladies vénériennes, il en parle à Vallot (mais ce dernier n'écoute pas), il sait probablement les soigner en tant qu'ancien chirurgien : c'était le fond de leur clientèle (43). Le relais fut pris tout naturellement par son fils Alexandre, de 10 ans l'aîné de Louis, l'homme de l'ombre, la main gauche de Louis, son confident et dont St Simon écrivait : « *homme du secret domestique, qui sait tout du Roi, de ses habitudes, de sa vie privée et fait rarissime, ne médit ni ne colporte* ». Secret médical du Journal et intimité de l'homme-souverain ?.

F) La fièvre typhoïde ou la Maladie de Calais

Nous sommes en 1658, Louis a 20 ans.

Le Roi n'ayant rien épargné ni jour, ni nuit, ses peines et ses fatigues à Mardick, tant pour le siège de Dunkerque que pour celui de Bergues, et pour d'autres desseins qu'il avait de réduire tous les Pays-Bas à l'obéissance, et ne se donnant aucun repos en un pays où S.M souffrait beaucoup à cause des incommodités du lieu, de la corruption de l'air, de l'infection des eaux, du grand nombre de malades, plusieurs corps morts sur la place, et de mille autres circonstances, contracta petit à petit un venin *caché, qui, après avoir affecté ses humeurs et troublé son tempérament, le fit tomber dans un état qui me donna beaucoup d'appréhension du malheur qui lui est enfin arrivé, par la trop grande impatience et âpreté qu'il avait de se trouver aux occasions, sans ménager ni sa vie ni sa santé (...). Quelques jours après mon départ, c'est-à-dire le vingt-neuf du mois de juin, le roi se ressentit d'une chaleur extraordinaire, lassitude de tous les membres, furieuse douleur de la tête, sans force, sans vigueur et sans appétit. Peu de temps après, la fièvre se déclara avec des faiblesses extraordinaires, au retour d'un voyage qu'il avait fait à Bergues. Mais pour comble de malheur, S.M ayant une passion de retourner le lendemain à Bergues, dissimula toutes choses, et ne voulut point témoigner à Mr le Cardinal les incommodités qu'elle ressentait, espérant qu'elles se passeraient, et qu'elle aurait assez de force pour faire ce qu'elle avait projeté. Le lendemain, qui était le dimanche, et le dernier jour du mois de juin, il se trouva dans le même accablement qu'il dissimula comme il l'avait fait le jour précédent. Mais la nuit du dimanche au lundi fut si fâcheuse et si pleine d'inquiétude, que S.M ne put dissimuler davantage son mal, ce qui obligea Mr le Cardinal de la faire partir, après que la marée fut passée, pour retourner à Calais, S.M étant arrivée à Calais le lundi 1er de juillet entre dix et onze heures du soir, peu de temps après je lui fis prendre un lavement, et en le rendant, S.M eut de si grandes faiblesses, que l'on appréhendait qu'elle ne put résister à ces accablements, se ressentant de faiblesses extraordinaires, langueurs, et sueurs froides. Cela ne m'empêcha point de lui faire tirer trois grandes poêlettes de sang du bras droit, et durant la saignée, les faiblesses avec tous les accidents augmentèrent de telle manière, que cela donnait l'épouvante à tous ceux qui le voyaient dans cet état. Le reste de la nuit se passa de la même manière, et même avec des douleurs du dos, ou plutôt des lombes, des agitations continuelles, inquiétudes, rêveries, faiblesses, inégalités du pouls et des froidures extraordinaires aux extrémités. Dans cette violence, on lui fit quelques légères frictions sur le dos avec les mains ; on lui donna des cordiaux, et de grand matin, voyant que le mal augmentait, je fus obligé de lui faire tirer du sang de l'autre bras. Ce remède, quoique nécessaire, n'apaisa point son mal. Sur le midi, je lui fis donner un lavement.*

Le reste de la journée tous les accidents continuèrent de la même force et même, on peut dire qu'ils se rendirent plus fâcheux, ce qui m'obligea d'en venir à une troisième saignée sur le soir. Sur les dix heures, on donna à S.M un julep cordial et rafraîchissant, quelques heures après avoir rendu un lavement. Le mercredi, troisième du mois, se passa avec augmentation de la fièvre, accompagnée de fâcheux redoublements de tous les deux autres accidents, ce qui m'obligea à réitérer la saignée du bras et de continuer l'usage des remèdes cordiaux et des lavements. Le jeudi quatre du mois, toutes les inquiétudes augmentèrent, et même la rêverie fort considérable, ce qui me fit résoudre de faire saigner S.M du bras le matin et du pied le soir. Je lui fis aussi continuer les cordiaux, particulièrement après avoir remarqué les mouvements convulsifs, l'enflure ou plutôt la bouffissure de tout le corps, ce qui est une marque indubitable de la grande malignité, d'un venin qui ne peut s'exhaler ni sortir au-dehors. Quoique la fièvre fut pourprée, il ne paraissait pour lors aucune tache sur le corps, mais comme j'étais assurée de la nature du mal, je pris résolution sur cette bouffissure qui ressemblait à celle que l'on remarque après la morsure d'un serpent, et sur le transport qui se faisait à la tête, qui menaçait de ruine si l'on n'y apportait pas promptement des remèdes nécessaires ; je pris donc résolution dans l'inquiétude où j'étais, de proposer de remèdes qui ont heureusement si réussi, que l'on peut dire avec vérité qu'ils ont sauvé la vie de S.M.

Le premier fut la purgation donnée le vendredi, le cinquième jour du mois et le septième de la maladie, qui fut contestée par les médecins.

*L'autre remède fut l'application de vésicatoires (*topiques qui font venir des ampoules soulevant l'épiderme, ulcérant la peau*) (24) aux bras et aux jambes, pour arrêter le transport qui se faisait à la tête et sur la poitrine ; mais* particulièrement *pour arrêter le mauvais effet de la bouffissure sur tout le corps.*

Le mal pourtant était de telle nature qu'il ne pouvait pas être combattu par de si faibles armes, et comme plusieurs accidents étaient un peu diminués, il nous en restait encore d'assez fâcheux et de conséquents, pour ne nous pas endormir particulièrement la bouffissure de tout le corps et le transport à la tête, et même quelque commencement d'une difficulté de respirer, qui est l'accident qui m'a le plus étonné en tout le cours de la maladie du Roi, qui m'obligea, le lendemain samedi, sixième du mois et huitième de la maladie, non seulement d'avoir recours à la saignée, mais d'en venir aux vésicatoires que j'avais déjà proposés. Ce remède fut si heureusement appliqué que l'enflure du corps commença à diminuer comme les autres accidents, particulièrement la fluxion qui se jetait sur la poitrine. Le dimanche sept du mois, le Roi, ressentant les accidents ordinaires, quoiqu'avec moins de violence, fut saigné du bras le matin, et prit un lavement le soir, continuant toujours ses remèdes cordiaux, et l'on prit résolution de la saigner du pied le lendemain, qui était le huitième du mois et le dixième de la maladie. Bientôt, après cette résolution, Monsieur Guénault arriva de Paris avec Monsieur Daquin. Nous consultâmes incontinents après leur arrivée sur ce que nous aurions à faire le lendemain. Le résultat de ladite consultation de six médecins fut de conclure à la saignée du pied, qui avait déjà été résolue par quatre médecins. Après cette délibération, je proposais aussi la purgation, laquelle se pouvait faire le lendemain, quelques heures après la saignée du pied qui devait se faire de grand matin. Les opinions sur le sujet de de la médecine furent partagées, et comme je proposais le grand remède, il s'en trouva quelques-uns de la compagnie qui n'en demeurèrent pas d'accord, disant que la casse dans le petit-lait pouvait suffire dans l'état qu'était le Roi. D'autres proposèrent une potion purgative forte simple. Mais comme il n'était pas temps de conclure sur ce sujet, je priai la compagnie de remettre cette délibération au lendemain, après que la saignée du pied aurait été faite. Cependant, la nuit du dimanche au lundi se passa avec beaucoup d'inquiétude et les redoublements ordinaires, ce qui nous obligea de saigner le Roi du pied de grand matin. Ce remède, quoique nécessaire et fait bien à propos, ne diminua pas beaucoup la fièvre ni les accidents.

Sur les onze heures, je fis assembler messieurs les médecins pour leur représenter que nous avions besoin d'un remède vigoureux pour empêcher le redoublement qui devait venir sur *les quatre à cinq heures après-midi. Monsieur le cardinal ayant été par moi averti qu'il était question de faire un coup de maître pour secourir le Roi, voulut assister à notre consultation, afin de fortifier ce que je lui avais déjà proposé et, comme il avait déjà goûté mes raisons sur le fait du vin émétique, (*à base d'antimoine *NDT) il fit adroitement consentir à ce remède ceux qui ne l'approuvaient pas et après quelques légères contestations, il dit à toute la compagnie qu'il voulait le dessein qu'elle avait de purger vigoureusement le Roi ; et ayant en mon particulier fait connaître à Messieurs les médecins qu'on ne devait plus ordonner ni la casse, ni du séné, et que les maladies de cette nature ne guérissaient jamais par les remèdes communs et ordinaires, tout le monde se déclara pour l'antimoine, dont Monsieur le cardinal avait parlé de son propre mouvement, après lui avoir dit que nous avions besoin de son suffrage pour réduire quelques-uns qui pestaient contre l'antimoine. J'avais fait préparer pour cet effet, dès le grand matin trois grandes prises de tisane laxative, et trois onces de vin émétique, qui étaient séparément en deux bouteilles sur la table du Roi depuis le matin. Incontinent après cette délibération, je fis mêler trois onces de vin émétique avec trois prises de tisane laxative et sur-le-champ je lui fis prendre une tierce partie de tout ce mélange, qui réussit si bien et si heureusement que le roi fut purgé vingt-deux fois d'une matière séreuse, verdâtre et un peu jaune, sans beaucoup de violence, n'ayant vomi que deux fois, environ quatre ou cinq heures après la médecine. L'effet fut si prodigieux et l'opération si grande, que nous reconnûmes un changement notable et une diminution de la fièvre et de tous les accidents, de sorte que tous ont sujet de rendre grâce à Dieu d'avoir en si peu de temps tiré le Roi de la dernière extrémité où il était, par un remède qui donnait de l'appréhension à ceux qui n'avaient pas encore éprouvé sa vertu. Depuis ce temps-là, les médecins qui le blâmaient s'en sont sortis en plusieurs occasions avec beaucoup de succès, et les esprits de la cour, qui étaient pour lors fort partagés furent tous d'accord et persuadés, que ce remède était admirable, et que ceux qui l'avaient proposé étaient fort assurés de ses bonnes qualités. Mais ce qui est de considérable en cette occasion et que l'avantage que le Roi en a reçu en sa propre personne s'est communiqué à tous les particuliers, non seule-*

ment de son royaume, mais même de toute l'Europe qui était persuadée que le Roi devait mourir en l'état où il était et que, ayant produit un si bon effet, personne ne devait plus faire difficulté de s'en servir, puisque il avait été ordonné avec tant de bons succès à un si grand Monarque...Le lendemain de cette généreuse purgation, le Roi demeurera en repos et très satisfait de son remède, ce qui nous obligea à donner un peu de trêve à la nature, et l'on se contenta de donner sur les quatre heures un lavement fort doux et fort bénin.

Le douzième jour de la maladie : purge légère.

Le treizième : saignée

Le quatorzième : lavements et cordiaux ordinaires.

Le quinzième jour de la maladie : *S.M demeura sans fièvre et délivrée de tous les symptômes, à la réserve de la faiblesse qui était si grande et si extraordinaire qu'elle me donnait de l'épouvante, même en l'état où il n'y avait aucun sujet d'appréhension ; elle dura quelques jours de telle manière que l'on ne pût remuer S.M pour lui donner de la nourriture et le changer de place sans qu'elle tomba en syncope, et que l'on ait pu s'empêcher de lui donner un peu de vin pour le faire revenir. Le Roi, envers cette faiblesse extraordinaire, ne laissait pas de se mieux porter. Il passa le dimanche, le lundi, le mardi et le mercredi assez bien et sans accident.*

Une nouvelle purge et un nouveau lavement n'entraînent aucune évacuation.

Mais comme la nature durant le cours de la maladie avait été dans le dernier accablement, sans avoir contribué en aucune chose à la guérison du Roi, elle se réveilla la nuit suivante, assistée des qualités d'un bouillon de remèdes purgatifs et apéritifs, et fit une décharge aussi copieuse par les voies de l'urine, que S.M rendait en vingt-quatre heures seize grands verres d'urine, et ne buvait que trois verres en toute la nuit, et la journée de sa tisane ordinaire. Mais ce qui est extraordinaire et digne de remarque, c'est que les premiers commencements de cette décharge donnaient de l'alarme au Roi et à ceux qui l'approchaient, par ce qu'il rendait quatre verres assez souvent, sans quitter le pot de chambre. Cette évacuation continua neuf jours, de cette même force, comme je le dirai ci-après et fut tellement avantageuse qu'elle acheva ladite guérison de S.M sans aucun accident et sans aucune rechute, et même sans aucun ressentiment de la moindre incommodité du monde.

Pour les médecins du dix-septième siècle, la typhoïde ou *typhus abdominalis* et le typhus ou *typhus exanthémateux* sont une même maladie, ce qui peut semer le doute diagnostique. La fièvre typhoïde ou typhoïde, trouve sa racine dans le mot grec *tuphos,* stupeur (36). Cette maladie aiguë, épidémique, caractérisée par la stupeur, présente des signes de gastro-entérite et d'encéphalite, souvent de bronchite, et elle est réputée très contagieuse. Fréquemment, mortelle à l'époque, elle serait causée par les *miasmes, le mauvais régime et souvent le froid.*

Le premier médecin Vallot décrit la progressivité des troubles, l'environnement épidémique royal : *la corruption de l'air, l'infection des eaux, le grand nombre de malades.* La sémiologie reprend bien la fatigue, les arthralgies, les troubles digestifs, la stupeur, le coma (*rêveries*), la montée de température au deuxième jour, mais ne relève pas de taches cutanées roses, qui n'apparaissent que dans 10 à 20 % des cas, mais des *mouvements convulsifs* signant l'atteinte neurologique et la gravité bien perceptible dans le Journal. En dépit d'un mode d'apparition de la maladie quasi identique, le diagnostic différentiel est fait avec le typhus épidémique, devant l'absence d'éruptions maculo-papuleuses qui apparaissent entre le quatrième et sixième jour, s'étendant rapidement sur tout le corps, dans les zones axillaires et la partie supérieure du tronc, sauf sur les paumes des mains les plantes des pieds et le visage. Ces lésions cutanées deviennent plus sombres et persistent avec le temps. Le *gonflement* ou œdème généralisé de Louis peut être interprété comme un signe de l'anémie, aggravée par les onze saignées ou un syndrome néphrotique dans le cadre d'une insuffisance rénale, ce qui expliquerait la polyurie contemporaine de la fonte des œdèmes chez le malade. Parmi les six médecins au chevet de Louis, on a appelé en consultation un médecin d'Abbeville Du Saussey qui conseille l'utilisation de l'antimoine. Ce dernier est totalement en dehors des querelles d'école entre Paris et Montpellier, à propos du vin d'antimoine, mais au fait des nouveautés (17). Six médecins et quasiment quatre avis différents ! Difficile de trancher ! Au final, c'est Son Eminence (le Cardinal Mazarin) qui va décider : le vin émétique plutôt qu'une énième saignée. Le pouvoir politique plutôt que le pouvoir médical ! Vallot n'écrit pas toute la vérité de l'histoire, coincé entre son ou ses lecteurs (le Roi ou ses condisciples ?) et son amour-propre, ce ne sera pas la première ni la dernière fois dans le Journal. En tout cas, il résume les remèdes qu'il a ordonnés au Roi : huit saignées six purges, les lavements, juleps et autres compositions cordiales presque tous les jours, vésicatoires, régime de vivre (et l'on ne sait pas, lorsque Louis a été dans le coma, ce qui lui a été donné). Pour la convalescence, un bouillon purgatif, un bain : Louis y resta toute la journée, encore un lavement.

Ce vin d'antimoine ou émétique, qu'en est-il ? L'antimoine est un semi-métal, cousin de l'arsenic. L'origine du nom est controversée : soit il vient de ce que le minerai, dont on l'extrait, est un mélange complexe comprenant de nombreux autres métaux, dont le cuivre, le plomb, l'argent d'où *anti-mono* (contre le fait d'être seul). Soit, c'est le moine Basileus Valentinus qui fit bénéficier sa congrégation des vertus médicinales de ses préparations antimoniales et la conduisit de vie à trépas ! Pour Nicolas Lémery (1645-1715) *ce vin fait vomir et purge par le bas (21)*. Médicament iatrochimique, il est suspect aux yeux de galénistes de la Faculté de Médecine de Paris. Enfin ce vin émétique est loin d'être dépourvu de toxicité, à hautes doses. Louis n'en prit qu'une faible quantité, mais l'atteinte typhique étant intestinale, elle a peut-être suffi à « rincer » le tube digestif ou autre hypothèse, le malade était à la fin de la maladie naturelle, vers le 21e jour et aurait guéri sans ce médicament. Le jeune Roi a failli mourir, mais grâce à l'utilisation de l'émétique à faible dose, il fut rapidement tiré d'affaire.

Quel dieu, quel Esculape en eût fait davantage ?

s'écrie le poète Paul Scarron (1610-1660), le mari de Françoise d'Aubigné (1635-1719) future Madame de Maintenon dans un sonnet adressé à Guénault, au chevet du roi à Calais (14). Les antimoniaux crient victoire. Quant à Gui Patin, il prétend que l'émétique n'a été pour rien dans la guérison au regard de la faible quantité absorbée, mais ce qui l'a sauvé, ce sont les *neuf bonnes saignées et les prières* ! (7). Il nous donne encore l'occasion d'exercer sa verve et sa connaissance galénique : *« le roi est un prince bien fait, grand et fort, qui n'a pas encore 20 ans, qui ne boit presque pas de vin, qui n'est point débauché, qui n'a nulle partie gâtée ni intéressée dans le corps. Sa maladie n'a été qu'un excès de chaleur d'avoir monté à cheval, d'avoir eu longtemps le soleil sur la tête, qui est, selon le témoignage de Galien, une des plus puissantes causes externes de maladie joint qu'il y a du mauvais air et de la puanteur en ces quartiers maritimes où est l'armée. Ça été une fièvre continue putride qui avait besoin seulement de la saignée et d'une diète rafraîchissante, avec de légers purgatifs, sans aucun besoin de vin émétique comme ils publient qu'on lui a donné. S'il en a pris, apparemment ils ne lui en auront pas donné plus d'une once dissoute dans quelque infusion de Séné et ce que notre maître Guénault a fait naître dans la Gazette* (journal médical) *pour son bon ami Renaudot, n'a été que pour tâcher de canoniser ce poison, que les charlatans appellent un remède précieux, et qu'on pourrait plus véritablement nommer pernicieux »*.

La guerre de l'antimoine touche à sa fin en 1666. Quoi qu'il en soit, l'antimoine n'a pas survécu à l'histoire, contrairement au quinquina, dont dérive la quinine, encore utilisée pour le traitement du paludisme.

La fièvre typhoïde est une maladie due à une bactérie gram négative *salmonella enterica* sérotype Typhi. L'homme est le seul hôte et réservoir naturel. Les bacilles typhiques sont excrétés dans les selles et les urines des malades. L'infection est transmise par l'ingestion d'aliments ou d'eaux contaminées par des matières fécales. En zone de guerre où les mesures sanitaires sont généralement insuffisantes, le bacille typhique est le plus souvent transmis par l'eau, plutôt que par la nourriture. Le microorganisme pénètre au niveau du système gastro-intestinal et passe dans la circulation sanguine par voie lymphatique. L'ingestion d'un grand nombre de bacilles est nécessaire pour surmonter l'acidité gastrique. Une ulcération, une hémorragie et une perforation intestinale peuvent survenir dans les cas sévères. Sans antibiotiques, la mortalité est d'environ 12 %. Louis n'a pas eu de complications, probablement liées à son bon état général et son jeune âge. La notion de purification de l'eau insalubre, préventivement, n'existe pas encore, ni la notion de « feuillées » à l'usage des soldats. Ne parlons pas de vaccin.

Le diagnostic différentiel se fait avec le typhus épidémique qui est une rickettsiose. Là aussi le réservoir naturel est l'homme, cosmopolite voyageur, guerrier, et transmis par les poux du corps. La transmission s'effectue par grattage ou frottement des fèces des poux, les bactéries pénétrant ainsi dans la morsure ou d'autres plaies, dans la cavité orale ou dans les muqueuses des yeux. L'infestation par les poux est habituellement facilement constatée. On imagine mal un Louis XIV envahi par la vermine : même si les bains étaient rares en campagne militaire, ils ont existé à la Cour, un temps (27). Le roi est changé de linge tous les jours, voire en cas de transpiration, plusieurs fois par jour. Le lin, la soie prédominent dans l'habillement, plutôt que la laine, repère privilégié du dit pou de corps …

Après avoir frôlé la mort, Louis resta longtemps très affaibli, en perdit définitivement ses cheveux et introduisit, à la Cour de France et dans les Cours d'Europe, le port de la perruque pour cacher un crâne dégarni. Il s'agit là de l'alopécie post maladie infectieuse grave.

G) La dysenterie

De *dysentaria,* en grec *dus*, difficile, et *enteron*, intestin : il s'agit d'une expression qui désigne la diarrhée sanguinolente, effet de l'inflammation du gros intestin, à différencier de la diarrhée *diarrhéa*, du grec *diarrhéon* je coule de toutes parts, évacuation souvent répétée de matière liquide, bilieuse, muqueuse, séreuse ou puriforme. C'est un symptôme de l'entérite

(36). L'affection est connue depuis l'Antiquité, puisqu'une description du personnage Terpsion dans le prologue de Théétète de Platon (428 ? À JC – 348 ? À JC), complète celle de Grégoire de Tours (538 ? -594) au VIe siècle. Un patient atteint de shigellose, maladie très contagieuse se rétablit très vite sans nécessiter d'antibiothérapie. Les bactéries du genre Shigella sont responsables de la dysenterie. Comme elles ne sont pas facilement détruites par l'acide gastrique, ces bactéries génèrent une infection, même si elles sont ingérées en petites quantités. Au niveau du gros intestin, la bactérie provoque une inflammation, puis comme elle est excrétée dans les selles, l'infection se propage facilement d'homme à homme, par l'intermédiaire des mains souillées. La transmission peut se faire par des aliments contaminés par le personnel du secteur alimentaire qui ne se lave pas les mains avec du savon, après avoir été aux toilettes. L'eau contaminée par des excréments humains est aussi un mode de transmission. Une infection à Escherichia coli pourrait donner le même tableau avec la même genèse. Une désinfection des vêtements, des surfaces de travail en cuisine, des règles d'hygiène élémentaire viennent en général mettre un terme à cette affection, mais l'on connaît Versailles, sa surpopulation, le manque de commodités élémentaires pour les Grands comme pour les sans-grades, ses cuisines inadaptées à une telle collectivité…

H) La rougeole à vingt-quatre ans

Le Roi, à son réveil du lundi 28 mai 1663, se trouva, contre son ordinaire, incommodé d'une douleur de tête, accompagnée d'inquiétude, lassitude, et légère moiteur, et ayant assez mal passé la nuit. Tous ces accidents, avec l'inégalité et la vitesse du pouls, donnèrent des appréhensions de ce qui est arrivé ensuite, ayant la mémoire toute fraîche de la rougeole de la reine, dont elle ne faisait que de sortir. Ce qui m'obligea de proposer une saignée à S.M, à laquelle elle consentit fort volontiers, tant pour éviter le mal dont je lui avais donné de l'appréhension, que pour ne pas rompre la partie faite pour mener la reine à Versailles prendre l'air après sa guérison. Ce remède fut fait le matin, et fut suivi d'un lavement que j'ordonnais sur le soir. La nuit fut assez tranquille, et les accidents de la journée précédente disparurent ; ce qui ne m'ôta pas néanmoins le soupçon de ce que j'avais appréhendé. En effet, je fis les derniers efforts pour retenir le roi à Paris, mais son impatience fut si grande qu'il partit incontinent après avoir dîné pour aller à Versailles, et, après s'être un peu promené, il se retira plutôt qu'à son ordinaire, ressentant des lassitudes accompagnées de fièvre et de douleurs de tête, ce qui m'obligea de lui faire prendre un lavement pour le faire coucher. La nuit du mardi au mercredi fut beaucoup plus inquiète que les précédentes, la fièvre s'étant beaucoup augmentée, avec la douleur de tête, et des sueurs qui durèrent une bonne partie de la nuit. Le lendemain, sur les six heures du matin, ayant trouvé le Roi en cet état, je lui ai confirmé ce que je lui avais dit le soir précédent, qu'il n'y avait plus lieu de douter que ce fut la rougeole ; ce qui m'obligea d'avoir promptement recours à la saignée, remarquant en S.M une plénitude extraordinaire et un bouillonnement furieux de toute la masse du sang avec un accablement de la nature. La saignée donna un peu de relâche, et les remèdes cordiaux firent d'assez bon effets ; mais sur le soir, à l'heure du redoublement, la fièvre fut si grande que le Roi se sentit plus mal qu'il n'avait été, et, prenant garde si les rougeurs recommençaient à paraître, je trouvais le dos et les cuisses tout couverts de rougeole. On continua les remèdes spécifiques et cordiaux toute la journée. La saignée ayant été faite ce même jour, seulement sur les deux heures de l'après-midi, ne l'ayant pu faire plutôt, à cause des sueurs qui durèrent toute la matinée à plusieurs reprises. La nuit du mercredi au jeudi fut plus fâcheuse et plus inquiète que toutes les précédentes. Le jeudi matin 31 mai, les rougeurs étaient déjà répandues par tout le corps, et particulièrement au visage, avec plus de fièvre et d'inquiétude. Les éruptions se faisaient de temps en temps, par certains mouvements déréglés et des sueurs copieuses et extraordinaires qui se suivaient les unes après les autres. Tous ces mouvements abattaient extrêmement les forces de S.M, et firent sortir une si prodigieuse quantité de rougeurs par tout le corps que nous croyions le mal être parvenu, sur le midi, en sa dernière vigueur, et qu'il était impossible qu'il fût resté encore dans le sang aucune matière maligne produire aucun fâcheux accident, comme les jours précédents. Mais sur les quatre après-midis, le redoublement nous parut plus violent qu'à l'ordinaire, les sueurs copieuses et plus fréquentes, les éruptions en si grande abondance, que je n'ai jamais rien vu de semblable. Le corps de S.M étant beaucoup plus rouge que s'il eût été couvert d'un érysipèle universel. Cette éruption, accompagnée de si fâcheux accidents, ne nous étonna pas tant qu'un mal de cœur, ou plutôt une défaillance perpétuelle, qui réduisait le Roi en de si grandes extrémités, qu'il ne pouvait croire pouvoir résister à tous ces maux, et qu'indubitablement il ne passerait pas la nuit sans mourir. Tous ces fâcheux accidents, avec une fièvre ardente, des sueurs sans relâche, des vomissements continuels, un flux de ventre d'une matière séreuse, des mouvements convulsifs, rêveries et assoupissements, alarmèrent toute la cour, et je puis dire avec vérité que je me serais alarmé moi-même, n'était que j'avais une entière confiance aux forces du Roi, et que cette fièvre était assez ordinaire en semblables occasions, où je m'étais aguerri par le grand nombre de malades que j'avais vus, et heureusement traité en des maux de la même nature. Et quoi que je parusse ferme et content parmi tant de monde qui tremblait de peur, voyant un si grand prince en un état qui semblait tout à fait désespéré, par ce que j'étais le seul pour lors dans le milieu de la nuit pour résister à une si furieuse tempête, il faut que j'avoue que je fusse un peu étonné de cette grande défaillance. Mais ayant inventé enfin un cordial, qui apaisa en peu de temps cet orage, qui donnait plus d'appréhension au Roi et à toute la cour que tous les autres accidents, je commençais à faire prendre courage au Roi, l'assurant qu'il ne mourrait point, et qu'il n'était pas nécessaire de se confesser en l'état qu'il était, et que l'on pourrait remettre la partie au lendemain. Ce discours assurera le Roi et toute la cour ; mais voyant que la nature pâtissait furieusement par des sueurs et des éruptions continuelles, et que le redoublement, qui dura depuis les onze heures du soir jusqu'à trois heures du matin, commençait un peu à se ralentir, je proposais pour lors la saignée au roi, et pour me confirmer davantage en cette résolution, je fis réveiller Monsieur Guénault, qui s'était couché au commencement de la nuit, environ sur les neuf heures, lequel étant auprès du Roi, fut fort alarmé de le voir en un si grand accablement, et d'apprendre, par ma bouche et par le récit de ceux qui avaient veillé le Roi, tous les accidents qui lui étaient survenus. Il fut néanmoins de mon avis, touchant la nécessité de la saignée, laquelle fut faite sur le champ avec un si heureux succès, que l'on remarqua, bientôt après, un soulagement auxquelles toute la cour ne s'attendait pas. Mais ce qui est de plus admirable en cette occasion, et qui doit servir d'exemple à ceux qui n'ont pas assez d'expérience ni de résolution, c'est que ce remède fut fait dans un redoublement, lorsque la nature était tout exaltée de tous ces accidents dont j'ai parlé ci-dessus, dans le fort des sueurs et des éruptions. Et afin de payer de raison ceux qui pourraient critiquer cette généreuse action, je dirai que, quand il est question d'un si grand accablement, et que la nature est prête de succomber, si elle n'est secourue, il faut de nécessité et le plus tôt que l'on peut, lui donner les mains et la décharger autant que faire se peut, et par les voies les plus promptes et les plus commodes, d'une partie de la maladie qui l'a accablé et la menace de ruine. C'est principalement en semblable maladie où l'on remarque des effets miraculeux de la saignée, quand le sage médecin reconnaît un bon fonds et des forces, et que les accidents sont causés par la seule abondance et l'impétuosité du sang... Cette saignée fut faite avec une ferme résolution pour soulager la nature, ce qui réussit si heureusement, qu'une petite heure après, le roi se trouva soulagé, tous les accidents ayant cessé, ou du moins donné une intermission, de telle sorte que le Roi commença à dire qu'il était soulagé. Ce qui est de plus remarquable en cette saignée, c'est que la rougeole sortie en une si grande abondance, que tout le monde en fut surpris, ne pouvant pas s'imaginer qu'il pût en sortir davantage, vu que tout le corps en était déjà couvert, et l'on commença de dire que c'était un coup d'État et de maitre d'avoir saigné le roi dans des sueurs et dans un redoublement si considérable. Il est bien vrai que l'on n'a jamais fait une saignée si hardie et si à propos, ayant été faite dans les derniers extrêmes combats de la nature qui était accablée de toutes parts, tant par les sueurs que par les vomissements et flux de ventre, laquelle fut soulagée par ce remède qui apaisa si promptement et presque par miracle une si furieuse tempête. Le sang venait avec une telle violence, que l'on eut de la peine de l'arrêter. Le reste de la nuit fut un peu plus calme, et les choses allèrent de mieux en mieux. Le vendredi matin, le Roi sentant revenir ses forces et sa vigueur, confessa être beaucoup mieux, et qu'il avait été plus alarmé que jamais, ne croyant pas passer la nuit sans mourir. Les accidents s'apaisèrent des lors si visiblement, qu'à peine put-on remarquer la fièvre ; néanmoins, pour une plus grande assurance, nous ordonnâmes une saignée qui fut faite sur les six heures du soir. Ce remède soulagea le Roi, et la nuit suivante fut bien différente des autres. Le samedi matin, le Roi se trouva fort bien à son réveil, même sans fièvre, sans inflammation, et avec fort peu de rougeurs. Le dimanche, le Roi fut beaucoup mieux, ses forces augmentèrent à vue d'œil, de sorte que nous lui donnâmes un potage, et S.M reçut des visites et des compliments d'une affluence de personnes de condition et de magistrats de la Ville de Paris, sans ressentir la moindre incommodité du monde, de la même manière et avec la même vigueur que s'il n'eut point été malade. Le lundi, quatrième du juin, le Roi fut purgé avec son bouillon ordinaire, et sur les cinq heures du soir, il s'habilla et se promena dans le logis trois heures toutes entières, sans se coucher et sans se sentir faible. Le mardi, les forces étant rétablies, il s'habilla à son ordinaire, mangea des viandes solides et se promena une bonne partie de la journée en son parc, et tint son conseil qui dura plus d'une heure et demie...

Ecoutons le témoignage de Madame de Motteville (1615-1689), qui apparaît plus inquiète pour le roi, que le texte de Journal de Vallot :

Le Roi ne fut pas plutôt arrivé à Versailles qu'il fut attaqué du même mal (que la reine), mais beaucoup plus dangereusement car, au jugement de Vallot, son premier médecin, il fut menacé d'une prompte mort. Ce prince connut aussitôt le péril où il était ; il appela Le Tellier (Louvois), et lui dit qu'il fallait en avertir la reine sa mère. Le Tellier lui ayant répondu qu'elle était trop malade elle-même pour lui pouvoir donner cette inquiétude, le Roi lui répliqua : n'importe, il faut qu'elle sache. Ce mal passa si vite qu'il ne fût pas nécessaire de lui obéir, car en quelques heures il se porta mieux, et Dieu redonna la santé à ce prince dont la France avait grand besoin. La reine mère, pendant ce temps, agonise dans d'affreuses douleurs d'un cancer du sein infecté et métastasé : elle va mourir.

Cette rougeole, Vallot n'a pas eu trop de mal en faire le diagnostic, la reine Marie-Thérèse a présenté la même pathologie quelques jours avant, le roi a continué à l'honorer pendant la période de contagion. Toutefois la forme clinique de Louis a été beaucoup plus sévère.

Appelée rubeola ou morbilli, de ruber rouge : il s'agit d'une inflammation générale de la peau (36). Elle se reconnaît à de petites taches rouges, peu élevées, semblables à des morsures de puces larges, qui se montrent au visage, à l'abdomen, à la poitrine et aux membres. Cette éruption se termine par une desquamation de l'épiderme, au huitième, neuvième jour de la maladie. L'accélération du pouls, la chaleur de la peau, le coryza, une toux violente, le gonflement des paupières, le larmoiement, etc sont les phénomènes qui marquent l'invasion de cet exanthème, dont l'apparition a lieu quatre à cinq jours après (36). Donc, une fièvre pourprée. Tout en étant sévère, la maladie du roi n'entre pas dans le cadre des rougeoles malignes avec ses signes nerveux, collapsus, purpura.

Le diagnostic différentiel au XVIIe siècle sur le terme rougeole qui est un terme générique et qui désigne les éruptions érythémateuses fébriles : la scarlatine (que la durée d'incubation, le début progressif permettent d'éliminer ici), la rubéole (exanthème le plus souvent éphémère avec un état général conservé). Sydenham (1624-1689), lors des épidémies de Londres en 1660 et 1664 commence à individualiser la rougeole, mais ses travaux ne sont pas connus en France. Il faudra attendre le XIXe siècle pour que la maladie soit distinguée des autres exanthèmes morbilliformes. La rougeole a, de nos jours, dans nos pays développés, une réputation de bénignité, qui occulte sa gravité persistante dans les régions économiquement moins développées. Les complications avec des formes malignes neurologiques ou hémorragiques expliquent la mortalité à l'âge adulte d'une maladie, qui reste essentiellement infantile. Son récent retour sur la scène médicale européenne montre le recul de la vaccination, pourtant efficace, les craintes d'un public mal informé, une méconnaissance médiatique.

L'explication physiopathologique des humeurs de la rougeole, remarquable, s'adresse aux ignorants ou mieux aux incrédules : comme *la nature est exaltée et que cette dite nature est prête à succomber, il faut lui donner les mains et l'aider à décharger autant que faire se peut, une partie des humeurs ou venin de la maladie qui menace de ruine l'organisme. Les effets miraculeux de la saignée prescrite par ce généreux et si sage médecin et qui doit servir d'exemple, ont fait tout le travail.* Vallot se décerne un brevet d'autosatisfaction...*un coup d'éclat et un coup de maître.*

La thérapeutique consistera en cinq saignées et des remèdes cordiaux (de *cordialis* qui soutient le cœur) ou alexitères, soit des remèdes contre les poisons ou venins des *fièvres malignes et pourprées,* des maladies contagieuses : les plantes de cette « classe thérapeutique » sont l'ail, l'œillet, le citron, l'orange, la cardamone et les minéraux le santal, le corail. L'analogie des couleurs rouges de la rougeole et des couleurs du corail et du bois de santal se comprend aisément (20). Cet arsenal n'a pas été toxique au moins (38).

Lorsqu'il est atteint de cette rougeole, Louis est un adulte en pleine force de l'âge et, là non plus, il n'en meurt pas, alors que son petit-fils, le duc de Bourgogne le Petit Dauphin (1682-1712), son épouse Marie-Adélaïde de Savoie (1685-1712) - la joie du vieux roi-, et un arrière-petit-fils Louis (1707-1712) duc de Bretagne, seront décimés en 1712. Ces personnages figurent sur le célèbre tableau peint en 1709 ? par Nicolas de Largillière (1656-1746), le Roi et ses successeurs, on y remarque Louis et deux des protagonistes avec la gouvernante des Enfants de France, Madame de Ventadour (1654-1744).

I) La pituite

Pituita en latin, flegma en grec est une des quatre humeurs qui gèrent le tempérament du malade. Il s'agit de la mucosité ou sérosité. Louis a-t-il vomi ou a-t-il eu des écoulements nasaux ?

J) Les vapeurs

1674 : le Roi fut assez fortement attaqué d'étourdissement le premier jour de janvier, et fut contraint de chercher ou se prendre et/ou s'appuyer un moment pour laisser dissiper cette fumée qui se portait à sa vue et affaiblissait les jarrets par sympathie, en attaquant le principe des nerfs. Cet accident ne dura qu'un moment, et son ventre s'ouvrit favorablement sur l'heure même, ce qui fit prendre un chemin contraire à cette substance vaporeuse, et dissipa cette méchante haleine, en évacuant l'humeur dont elle s'est levée. Je conseillais à S.M de faire un peu plus d'exercice, remarquant visiblement que l'air et le mouvement lui font un bien très notable pour cette incommodité, que la vie sédentaire et la continuelle application des affaires renouvellent plus que toute chose ; faisant faire pour réflexion à S.M que pour guérison de ses infirmités qui se tournent en habitude, il est bien plus avantageux d'en trouver les secours dans l'usage de la vie que dans les remèdes extraordinaires dont il ne faut pas faire une coutume.... Suivent en 1675 deux grands épisodes de vapeurs.

L'archiatre classe donc son royal patient parmi les tempéraments bilieux et propose des recommandations dites hygiéno-diététiques qui restent toujours d'actualité.

Réflexions sur les vapeurs du Roi

Le Roi est sujet aux vapeurs depuis sept à huit années, mais beaucoup moins qu'il ne l'avait été par avant, vapeurs élevées de la rate et de l'humeur mélancolique, dont elle porte les livrées par le chagrin qu'elles impriment, et la solitude qu'elles font désirer. Elle se glisse par les artères au cœur et aux poumons, où ils excitent des palpitations, des inquiétudes, des nonchalances et des étouffements considérables ; de là s'élevant jusqu'au cerveau, elles y causent, en agitant les esprits dans les nerfs optiques, des vertiges et tournoiements de tête, et, frappant ailleurs le principe des nerfs, affaiblissent les jambes, de manière qu'il est nécessaire de secours pour se soutenir et pour marcher, accident très fâcheux à tout le monde, mais particulièrement au Roi, qui a grand besoin de sa tête pour s'appliquer à toutes ses affaires. Son tempérament penchant assez à la mélancolie, sa vie sédentaire pour la plupart du temps, et passée dans les conseils, sa voracité naturelle qui le fait beaucoup manger, ont fourni l'occasion à cette maladie, par les obstructions fortes et invétérées que les crudités ont excitées dans les veines, qui, retenant l'humeur mélancolique, l'empêche de s'écouler par les voies naturelles, et lui donne occasion par leur séjour, de s'échauffer et de fermenter, et d'exciter toute cette tempête ; et il n'y a pas de quoi s'étonner que la saignée réveille si fortement ce désordre, puisqu'il est certain que, par le mouvement qu'elle fait sans doute dans toute la masse du sang et dans toutes les veines, elle agite cette humeur dans son foyer sans l'évacuer, et en réveille le bouillonnement et l'évaporation.

Cette considération est la crainte que j'ai des suites d'un si fâcheux mal, me firent croire que S.M pouvait se résoudre à régler sa vie et faire des remèdes de suite, et qui puisse bien déboucher les vieilles obstructions de sa rate, et en vider un peu l'humeur mélancolique. Indubitablement le roi se trouverait, non seulement soulagé, mais même guéri, de ce seul et unique mal qui lui faisait tant de peine ; et les raisons que j'avais alléguées à S.M la persuadèrent, de manière qu'elle se résolut à faire ce que je jugerais à propos, et durant tout le temps nécessaire pour venir à bout d'un si grand dessein. Sa confiance n'a pas été trompée, puisque depuis que le Roi pratique mes remèdes, il ne s'est aucunement ressenti de ses vapeurs. Sa tête s'est trouvée plus libre, sa respiration meilleure, ses jambes plus fermes, son teint plus net et plus vif, son sommeil plus tranquille, et sa bouche, qui tous les matins se trouvait pâteuse et amère, fraîche et douce dans son naturel... Le Roi, depuis le 27 octobre, prend tous les matins trois petites pilules de sels de tamaris, et de mon spécifique chalybé incorporé dans l'extrait de rhubarbe, et entrouvre son estomac plus fort. Ses excréments se vident régulièrement tous les jours, bien digérés et teints, non seulement du remède, mais encore de l'humeur de la rate, dont je vis sortir avec plaisir une bonne quantité...

Quelle est la thérapeutique de notre premier médecin pour ces vapeurs ? Il nous parle de pilules de sels de tamaris, de son spécifique chalybé à l'extrait de rhubarbe. Par un petit discours contre la saignée, il nous prouve qu'elle est inefficace, ce qui arrange tout le monde. Les sels de tamaris sont, selon Jean de Renou (1568-1620), incisifs (qui fluidifient les humeurs), apéritifs (qui ouvrent les ports et les canaux de l'organisme) chauds avec modération et au troisième degré (38). Le *spécifique chabylé incorporé dans de l'extrait de rhubarbe* montre une préparation plus complexe. Le chabylé est un mot qui vient du grec puis du latin chabilis, ce qui est en acier. Moyse Charas (22) nous explique : *on a nommé ainsi acier, le fer donc toute la substance est purifiée en tenant pendant quelques heures les barreaux de fer dans un grand feu, parmi les cornes de bœuf* que nous reverrons plus tard, *les charbons de bois qui en consumant les plus grossières impuretés du fer en purifie et resserre les principales parties...* On *choisit d'ordinaire la limaille et principalement celles des aiguilles comme étant la plus pure... On doit être persuadé que les sucs acides qui se trouvent dans l'estomac, les intestins, ou ailleurs, sont prêts à confondre leur pointe avec celle des sels, et qu'ils embrassent facilement les mauvaises humeurs qu'ils rencontrent en se fixant avec elles ils en empêchent la fluidité et qu'ils sont la véritable cause de toutes les obstructions (22).* La limaille d'acier associée à de la rhubarbe a donc un effet captateur par ses principes chimiques des humeurs du tube digestif, et fortifiant des viscères. L'opinion personnelle de Moïse Charas mérite le détour (22) : *si la vertu de l'acier eût consisté dans son sel, et s'il eût eu un sel réel, il eût apparemment produit ses effets mais ce fut par accident...*

Revenons à notre observation médicale. Ces vapeurs démarrent vers les 35 à 40 ans du Roi ; elles sont régulières une à plusieurs fois par an, associées à des saignements de nez et des troubles digestifs. Plus le roi va avancer en âge, plus elles seront fréquentes plusieurs fois par mois à la fin de sa vie. Ces troubles sont d'autant plus difficiles à analyser qu'ils ne semblent pas relever d'une même cause, ce qui correspond tout à fait à la définition des vapeurs, telles qu'on les entendait dès le seizième siècle. À l'origine, les vapeurs sont des *« fumées »* qui « *émanent de la matrice malade et provoquent des convulsions et des crises d'hystérie* » (9). Mais la symptomatologie évoque le sujet féminin. Tout comme les humeurs, il s'agit donc d'un principe morbide qui peut se manifester de façon très différente : suffocations, fièvre, vomissements, éruptions mais aussi scorbut, hémiplégie. Avec le temps, le processus, initialement réservé aux femmes, se généralise. Les hommes en sont atteints à leur tour, si bien qu'au dix-huitième siècle, « *la matrice chez les femmes n'ouvre pas plus de droits que les vaisseaux spermatiques chez les hommes* » (36).

Quoi qu'il en soit, c'est un mal de société : c'est le prix à payer pour trop de bien-être. « *Les vapeurs sont endémiques dans les grandes villes, la plupart des femmes qui jouissent des commodités de la vie sont vaporeuses* ». Mais il semble que ce soit une sorte de guerre quotidienne que les trois médecins du Roi livreront tour à tour pour freiner le Roi dans ses excès alimentaires, s'ils sont réels ? La moindre incommodité leur sert de prétexte à prescrire régimes et purges et à la vérité, il n'est pas rare que ces mesures soient suivies d'une amélioration transitoire.

Dans un premier temps, Vallot traite par quelques opiats simples et purgatifs, mais aussi par balnéothérapie. En 1664, le roi prend les bains aux eaux de Saint Myon dans le Puy-de-Dôme pendant 10 jours puis en 1665 à deux reprises : « *il y entrait le matin et sur les sept heures du soir. Il y demeurait deux heures à chaque fois » (5).* En 1670 le roi prend ensuite les eaux d'Encausse (Gers), des eaux salines : « *ce petit remède nous a produit de si bons effets, que S.M. en le continuant le reste de l'année, n'a pas eu besoin d'avoir recours à d'autres, ayant trouvé un soulagement très avantageux pour ces vapeurs, et pour ces autres incommodités»(1).*

Changement de programme thérapeutique avec Daquin vers 1671.

Le moyen le plus assuré de défendre le cerveau (à propos des vapeurs vertigineuses) *est celui de vider souvent les ordures du bas-ventre, et d'y empêcher la main des humeurs par les purgatifs réitérés de temps en temps, aussi bien que d'en éviter la génération par l'usage assidu de l'eau de fontaine, qui corrige l'intempérie des viscères qui en sont la principale cause.*

Que dire des vapeurs placées dans leur contexte ?

Le mot vapeur, dans le Journal, apparaît une première fois en1659, un an après la maladie de Calais. Il peut s'agir de prodromes à des maladies plus graves, qui seraient pour le Roi, une sorte de signe d'alerte.

Les premières fois, ces vapeurs sont volontiers associées à des vertiges, saignements de nez, maux de tête. Plusieurs circonstances déclenchantes ont été reconnues : lorsque le duc de Lauzun (1633-1723) lui fera l'affront de briser devant lui son bâton de commandement à la suite du royal refus de lui laisser épouser la Grande Mademoiselle (1627-1693) (31), à la mort d'un de ses fils, le duc d'Anjou âgé de cinq mois, etc.

Nous y verrions volontiers de l'hypertension artérielle. Ce ne serait pas étonnant, compte tenu du contexte royal, un absolutisme gouvernemental plutôt despotique et va-t-en-guerre, une vie conjugale mouvementée, de nombreux décès d'enfants en bas âge, fort habituels à l'époque, malgré un milieu socio-économique favorisé et protégé, alors que plusieurs famines, et la guerre grèvent le pays. Toutefois des troubles disparaissent comme par enchantement, dès que le Roi a des activités physiques régulières, menant de front ses campagnes de guerre, se distrayant, libéré pour un moment de l'atmosphère pesante de la Cour et de son étiquette. N'oublions pas que le mode de vie - exercice physique fréquent, méthode de détente et de relaxation- est encore aujourd'hui, aux côtés de la pharmacopée, un traitement de choix de ces premières poussées hypertensives. Cette hypertension artérielle est probablement devenue chronique et permanente, sans que le Roi n'ait fait de troubles cardiaques, ni accident vasculaire cérébral, contrairement à

Monsieur son frère, mais, toutefois avec une artérite et une neuropathie diabétique, une gangrène terminale.

D'autres raisons peuvent être évoquées : une digestion difficile chez un gros mangeur avec un parasitisme intestinal conséquent, tourmenté aussi par les innombrables purges. Des migraines avec des vertiges et troubles variés. Ces vapeurs peuvent être aussi des prodromes d'autres maladies comme les troubles dentaires, les rhumes ou accès de paludisme et enfin les manifestations d'une hyperglycémie sourde et méconnue.

Enfin peut-on parler du stress ou de l'angoisse royale ?

Bien sûr, il n'est pas question de comparer l'atmosphère fin de siècle de la Vienne de Freud (1856-1939), dont les théories semblent contestées dans l'espace et dans le temps (pensons aux écrits de Michel Onfray (1959- ?)), avec un Versailles Grand Siècle de Louis XIV (9). Ceci permet de rappeler que le concept de vapeurs a permis à la médecine de récupérer tout un champ de la psychiatrie, dont les prêtres et confesseurs avaient jusque-là la charge. Les limites en sont encore floues, et on ne fait pas la distinction entre délire, dépression, manie et angoisse ou stress professionnel, voire « burn-out » du XXIe siècle. Ces vapeurs seront démantelées au dix-neuvième siècle par les grands cliniciens et il ne restera plus de ces fumées, que ces petits troubles de tous les jours, ces petits riens qui gâchent la vie des malades et qui continuent bon an mal an, à remplir les salles d'attente des médecins....

Le concept d'hypertension artérielle n'existe pas encore à cette période, puisque la première mesure de la pression artérielle, qui a eu lieu chez l'animal, a été pratiquée en 1733 par Stephan Hales (1677-1761), soit dix-huit ans après la mort du Roi. Et il faudra encore presque un siècle plus tard, pour qu'en 1828, J-M Poiseuille (1797-1869) décrive le premier appareil de mesure de la pression artérielle. « Latente et obscure », l'hypertension artérielle ne sera considérée comme une vraie maladie qu'en 1939. Le même phénomène s'est produit pour l'obésité.

K) L'ophtalmie

Il s'agit d'une inflammation de l'œil, caractérisée par la rougeur de la conjonctive, la suppression de la sécrétion des larmes, puis le larmoiement, un sentiment de picotement brûlant à la surface de l'œil et une extrême difficulté à supporter la lumière (36). Parfois il n'y a que ce dernier symptôme, simplement la douleur, c'est alors une ophtalmie interne. Elle exige quelquefois la saignée du bras ou du pied, presque toujours l'application des sangsues aux tempes, et des boissons laxatives.

L) Les fièvres et le paludisme

Toutes ces précautions, conseillées avec tout leur possible et pratiquées avec tout le soin imaginable, n'empêchèrent pas que le roi, par intervalles durant tout le mois de septembre, ne ressentit un feu et une chaleur extraordinaire dans le creux des mains, souvent des engourdissements aux bras et aux jambes, des vapeurs qui prenaient sa poitrine et qui, contre la coutume, lui causaient, des douleurs de tête. Mais le léger frissonnement qu'il ressentit incontinent après le repas, se convertit en un froid très sensible, avec tremblement, grincements de dents, sur les quatre heures après-midi et la fièvre s'alluma ensuite insensiblement, avec grande douleur de tête, nausées, douleurs d'estomac, inquiétudes et vapeurs qui troublaient la liberté de la respiration. Il but beaucoup pour éteindre la soif qui le pressait et, sur les 11h30 du soir, il sua seulement à la tête. La fièvre se calma ; tous les accidents cessèrent, et il dormit assez tranquillement la nuit, jusques à 8h30 du matin, que nous le trouvâmes sans fièvre, et dans une véritable intermittence...

Depuis midi jusqu'à six heures du soir, le roi ressentit de petits froids courant dans les épaules et dans le corps, qui sur la fin se terminèrent au nez et aux extrémités. Puis il commença à s'échauffer avec une assez grande douleur de la tête, inquiétudes d'estomac, crachement et anxiété. Les accès me parurent si considérables, pour les premiers par la grandeur et la multiplicité de leur accident, et si près à se joindre par leur traînement et leur longueur, que de peur de n'avoir pas de temps pour l'usage du quinquina, et empêcher que la continue ne nous surprit, sur les dix heures du soir, que la fièvre nous parut fort vive, je commençai à lui faire prendre une dose de ce remède, que nous continuâmes toute la nuit, de quatre heures en quatre heures, réveillant exprès S.M pour ce sujet, laquelle nous parut encore dans une véritable intermission sur les huit heures du matin. Mais, la fièvre revint à une heure après-midi, avec un froid considérable, horreur, tremblement, claquement de dents, douleurs de tête et d'estomac, inquiétudes, nausées et vomissements de quelques glaires. La chaleur ne parut pas répondre à tant d'accidents, et semblait qu'elle eût voulu cesser sur les sept heures du soir ; mais un moment après, elle se ralluma et poussa une grevée (péril) plus considérable que tout ce que le roi avait souffert jusque-là. C'est ce qui me redoubla le dessein d'arrêter incessamment le cours de cette maladie, qui me paraissait être disposée à faire des progrès si promptement. Pour cet effet, je priais le roi de prendre le spécifique un peu troublé, et, dans chaque verre de quatre onces, je lui faisais mêler une demi drachme de quinquina en poudre, et lui en donnait une dose de quatre en quatre heures, tant le jour que la nuit. Cela nous réussit si heureusement, que la fièvre cessa dès le lendemain, et, dès le soir, je cessai de donner le spécifique troublé, et le donnai fort clair, et seulement quatre fois le jour. Son ventre se lâcha naturellement, il dormit fort tranquillement, et la fièvre ne revint plus....

Le médecin prudent : *je ne laissais pas, pour confirmer dans ce bon état, de lui faire continuer quatre prises de quinquina par jour, juste qu'au mois d'octobre qu'elle commença à n'en prendre que trois prises. Ce qui la continuant si heureusement, qu'il n'a jamais eu ni une meilleure santé ni un meilleur visage et je pouvais, avec justice et prudence, lui faire quitter l'usage du quinquina après quarante jours sans avoir besoin de le purger...*

Le roi continuera les prises de quinquina quatre fois par jour puis trois fois par jour soit au total quarante jours de traitement. Ensuite il prendra du quinquina pendant trois jours à titre préventif.

La fièvre au dix-septième siècle, nous l'avons dit plus haut, n'est pas un symptôme, mais une maladie qui évolue pour son propre compte, avec ses propres causes : *« le mouvement, le voisinage de corps chauds, l'absorption de viande »* peuvent être responsables mais aussi *« les médicaments échauffants, la pourriture »* (9). On distingue parmi les fièvres :

Les fièvres simples, éphémères d'un jour

Les fièvres malignes ou pestilentielles qui sont contagieuses, et qui accompagnent la petite vérole, la rougeole, la fièvre pourprée, la peste.

Enfin les fièvres putrides, qui peuvent être simples ou compliquées avec des prodromes à type de céphalées, insomnies, courbatures, mauvais état gastrique. Ces fièvres putrides simples peuvent être elles-mêmes réparties en fièvres continues et fièvres intermittentes (36) : c'est parmi ces dernières que l'on classe le paludisme. Evidemment, le paludisme ou malaria n'est pas connu en tant que tel, mais on en décrit fort bien des fièvres quotidiennes, tierces ou quartes, avec leurs cycles de frissons, de froid dû à la fièvre, et de sueur, qui facilitent l'évacuation des esprits.

Au dix-septième siècle, la France, comme le reste de l'Europe, est sujette au paludisme. La maladie se localise dans le delta du Rhône, sur les rives du Rhin, en Charente, Sologne et dans les Landes. Depuis l'Antiquité, on sait que certains terrains et climats sont favorables à son développement. On incrimine la responsabilité des miasmes, l'air insalubre, la chaleur ou le brouillard. À l'âge d'or de la médecine arabe, un certain IBN KHALDA (?-635) a envisagé la responsabilité des moustiques qui « sont le nid du mal » mais son intuition n'a pas fait école. L'Ile-de-France n'est pas à l'abri de ce fléau : ce fut un des problèmes du jardinier Le Nôtre (1613-1700) (26). Ce dernier, avant d'imaginer les jardins dans lesquels vous avez tant de plaisir à vous promener, doit combler et assainir ce qui n'est encore à Versailles que « *taillis, landes, marécages et buttes sablonneuses* ». La dérivation de l'Eure, destinée à alimenter les jets d'eau de Versailles, coûte la vie à plusieurs milliers d'ouvriers et de soldats. L'épidémie s'étend à la Cour : le roi est atteint, aux côtés de Bossuet, du duc de Bourgogne, du grand Dauphin, du duc de Chartres et de la duchesse de Berry. Mais l'époque est propice à l'usage d'un certain remède, qu'on appelle indifféremment poudre des Jésuites, ou poudre cardinale.

Les vertus fébrifuges du quinquina -puisque c'est de lui qu'il s'agit – sont connues depuis des temps immémoriaux en Amérique du Sud. L'origine de sa découverte est légendaire : soit que des ouvriers du Grand Inca, grelottant de fièvre et mourant de soif, se soient désaltérés un jour à un plan d'eau ou avaient infusé des branches de quinquina, et s'en soient trouvés guéris. Soit encore que le puma-lion des montagnes, lui aussi atteint des fièvres, ait trouvé du soulagement à lécher l'écorce des arbres de quinquina.

La poudre est connue des Jésuites, premiers évangélisateurs du Nouveau Monde, dès 1600 : c'est la fameuse poudre des Jésuites. Bientôt, elle se répand à la Cour d'Espagne, après qu'on lui a attribué la guérison de la femme du vice-roi du Pérou : elle est nommée alors poudre de la Comtesse. À Madrid, le remède se vend très cher. Le cardinal Jean de Lugo y de Queroda (1583-1660), qui a acheté leur recette aux Jésuites, diffuse gratuitement le principe à l'Europe entière pour le soin des malades, c'est la poudre cardinale (17).

Louis XIV ne procède pas autrement. On dit qu'il acheta le produit vers 1679 au sieur Talbot, qui avait guéri le roi Charles II d'Angleterre (1630-1685) quelque temps auparavant : son nom est devenu le remède anglais.

En se reportant au Journal de la Santé du Roi, le premier accès fébrile du paludisme est doté en 1675 avec un accès intermittent quotidien, précédé de frissons et accompagné de sueurs. Le roi semble n'avoir usé du quinquina pour la première fois qu'en 1686. Il aurait donc acheté son secret à Talbot pour la modique somme de quarante-huit mille livres pour d'autres motifs que personnels... De fait, le remède est aussitôt produit en grande quantité, et son usage se répand dans les hôpitaux. Le succès en est immédiat (41). Partout l'on chante le prodige de la nouvelle médecine : La Fontaine, Madame de Sévigné, Saint-Simon, Boileau en goûtent et en parlent tour à tour. Malgré tout, le Roi continuera à faire d'autres accès assez mal jugulés par le quinquina, qu'on utilise alors dans des excipients inadéquats, à des doses ou posologies très empiriques (38).

Encore aujourd'hui, le paludisme fait de nombreux morts en Afrique et en Asie malgré des thérapeutiques bien plus actives, elles-mêmes devenues résistantes.

M) Les vers et autres parasites

Néanmoins, par suite de quelques petits désordres, S.M étant au Bois de Vincennes, rendit un ver de la longueur d'un demi-pied, en vie, sans douleur et sans aucun accident. Ne voulant rien négliger, je me suis servi de cette occasion pour saigner et purger le roi, et même je lui ordonnais quelques remèdes spécifiques contre les vers et la maladie vermineuse. Depuis, il n'a ressenti aucune incommodité.

L'ascaridiose fait partie des nématodoses intestinales. Très cosmopolite, un individu sur quatre en est actuellement porteur dans le monde. Parfois muette, elle est parfois responsable de symptômes, lors de sa phase d'invasion ou à la phase d'état : douleurs abdominales, nausées, vomissements, anorexie, altération de l'état général, etc. Des complications sont possibles : occlusion de l'intestin grêle, lorsque les vers sont abondants, engagement hépato biliaire, lorsque les vers suivent d'un trajet aberrant.

L'infestation par Ascaris peut être massive : une femelle peut pondre deux cent mille œufs par jour. Doit-on dès lors rapporter une partie des troubles digestifs du roi à un parasitisme intestinal, d'autant qu'il évacuera d'autres vers, au total huit jusqu'en 1709. Il s'agit sûrement d'un facteur parmi de nombreux autres.... Certains auteurs ont évoqué le grand appétit du roi, les innombrables purges qu'il a absorbées, probablement irritatives pour son tractus digestif pour supposer qu'il avait attrapé le ver solitaire, ce qui était banal à l'époque, faute du contrôle sanitaire des viandes et malgré l'habitude de faire cuire abondamment les aliments. Mais rien dans le Journal de Santé ne permet de confirmer cette hypothèse.

Hippocrate distingue trois sortes de vers parasites humains : le ver plat ou ténia, le ver rond ou ascaris et les ascarides ou oxyures (9). L'élimination d'un ver d'une longueur d'un demi-pied, soit quinze à vingt cm évoque un ascaris et non un ténia comme on l'a vu écrit très souvent. Le ténia provoque des anneaux aplatis rectangulaires, plus longs que larges, émis en dehors des selles et qui auraient été observables dans les nombreuses constatations des selles royales.

Quant aux autres parasites, seules les punaises de lit sont relatées (1) ; on ne parle à aucun moment de la vermine classique, les poux et les puces. Pourtant ils pullulent, mais seulement pris en compte dans les manuels de convenance ou de bienséance (27) et non dans les observations médicales…

N) La goutte

En 1682, S.M jouit ainsi d'une très bonne santé jusqu'au troisième de mars qu'elle se plaignit à soulever d'une douleur au pied gauche. Elle occupait le coude du pied, avec un peu de tumeur et de rougeur. Le Roi ne laissa pas de se botter et d'aller à la chasse ; ce ne fut pas impunément, car, à son retour, il avait grand-peine à marcher. En se couchant, la rougeur me parut plus étendue, et tout érésipélateuse, la tumeur plus grande et occupant toute la cheville extérieurement. Il ne fut pas difficile de baptiser ce mal à un homme dont le père et le grand-père avaient été goutteux. Le Roi, par mon conseil, se contenta de bassiner deux fois seulement cette partie avec de l'eau marinée tiède, marcha peu, et se donna du repos pendant quelques jours, et le vingtième du mois, la rougeur et la tumeur étant entièrement dissipées, et il se trouva guéri. Mais le neuvième du mois de mai, la même douleur revint au même pied, et le Roi qui, contre mon avis, voulu faire une expérience de bassiner cette partie d'esprit de vin (alcool), dans le commencement de la fluxion, s'en trouva très mal, et la rougeur augmenta considérablement aussi bien que la douleur ; aussi il s'en abstint, et, dans le quatorzième du mois, le mal cessa. Sur le déclin de la Lune, il résolut de se purger, et prit son bouillon purgatif, duquel il fut purgé sept à huit fois, assez abondamment, de matières grasses, visqueuses, écumeuses, et qui se fermentaient comme de la levure.

Durant l'hiver 1681, début 1682, le roi a son premier accès de goutte ; il a 44 ans. D'Aquin ne s'y trompe pas et fait la distinction avec quelques accès de rhumatismes dont le roi avait souffert quelques années auparavant. C'est que les médecins du dix-septième siècle, en bons disciples d'Hippocrate, connaissent cette affection déjà décrite dans l'Antiquité. Dès cette époque, on sait que la goutte atteint avec prédilection le pied d'où elle tire son nom « podagre » des hommes mûrs, ou oisifs ou épris de table. Un facteur familial les y prédispose. Ni le Moyen Âge, ni la Renaissance n'ajoutent rien à la description primitive, ni à la compréhension du concept et le terme de goutte, apparu au IXe siècle, renvoie à la théorie des humeurs « *coulant peu à peu et comme goutte à goutte vers diverses parties du corps* » (9). Dès lors, on comprend la localisation privilégiée au gros orteil, qui se déforme peu à peu sous l'effet des fluides qui s'accumulent, faute de pouvoir trouver une issue. Parfois, les humeurs remontent, atteignent d'autres régions et gagnent alors le genou, l'épaule.

Le Roi, dont le père et le grand-père ont été goutteux, comme le rappelle Daquin, est sévèrement atteint. À partir de 1708, il n'est pas rare de le voir promener sur un fauteuil appelé roulette. Sous la planche à la partie du devant, il y avait une très petite roue qui tournait de tous les côtés comme une poulie, laquelle était attachée à une espèce de gouvernail, avec lequel le roi se conduisait partout où il voulait aller.

Nombreux seront les épisodes étiquetés « goutte » dans le Journal. Tout le monde médical est d'accord sur les termes arthritis ou podagra comme dénomination d'une inflammation périodique des articulations, en particulier du gros orteil. Les formes cliniques à l'époque de Louis XIV sont extrêmement nombreuses. Bégin (1793-1859) dans son « Dictionnaire des termes de médecine » (36) n'en décrit pas moins de 21 formes, allant de la goutte anormale vague (celle qui prédomine dans les viscères et les articulations), la goutte froide qui s'accompagne de sensations de froid et de douleur, à la goutte rentrée celle dans laquelle les symptômes d'irritation de l'estomac succèdent à l'inflammation des articulations, jusqu'à la goutte nouée, celle dans laquelle on remarque les nodosités sur les articulations. Notons aussi la goutte sciatique... diagnostic émis par Fagon, au début de la lente agonie du roi. Nous comprenons mieux maintenant son erreur de diagnostic.

La thérapeutique de Fagon demeure assez simple, recommandée par la Faculté : le régime lacté, la purge, le repos, la saignée, le laudanum (teinture alcoolique d'opium connue depuis l'Antiquité). Localement, lait de femme tiède, vésicatoires (médicaments qui font apparaître des cloques comme les ventouses) (38), fientes de vaches chaudes ! Si la colchique, ancêtre de notre colchicine, est connue depuis longtemps, on ne l'utilise guère, car on la considère comme un poison. De toute façon, Fagon trouve là un terrain de bataille favorable. Alors qu'il n'est pas encore le Premier médecin du roi, il part en guerre contre le vin de Champagne, en vogue à la Cour, et recommande à la place le vin de Bourgogne. La querelle est lancée entre Champenois et Bourguignons dans la genèse de la goutte royale. Nous ne prendrons pas part à cette discussion...

O) Les rhumatismes

*Le deuxième du mois de décembre 1675, il survint une douleur forte aiguë à la cuisse gauche, à trois doigts du genou, qui le pressait considérablement, même assis et couché. Elle fut apaisée à force de friction avec l'esprit de sel, l'huile de jasmin, l'eau de la reine de Hongrie (*alcoolat de romarin inventé par la Reine de Hongrie), *lui faisant appliquer, par dessous le sachet avec le son et les roses de Provins bouillis dans du gros vin. S.M ne laissa point de boiter deux ou trois jours, non sans quelque* *appréhension que cette humeur de rhumatisme ne dégénérât en goutte, ce qui heureusement n'est pas arrivé.*

La friction, qui comprend de l'esprit de sel ou acide chlorhydrique HCL, un alcool aromatique de romarin, une huile de jasmin, a échauffé et aromatisé la zone douloureuse. Le son et les roses de Provins se mêlent en un cataplasme maturatif, selon les idées de l'époque, c'est-à-dire une substance capable de se mêler à la matière de l'obstruction pour la fluidifier et la rendre propre à l'évacuation spontanée (37).

Le mot rhumatisme qui vient du mot grec reuma décrit une inflammation des tissus musculaires, fibreux et synoviaux (36). Quand le rhumatisme est très aigu, il s'annonce toujours par l'accélération du pouls et la chaleur de la peau, suivi bientôt de douleurs très vives et quelquefois des autres caractères de l'inflammation, tels que chaleur, rougeur et gonflement des parties enflammées. Plusieurs formes cliniques sont relatées : la forme musculaire, la forme fibreuse, la forme synoviale, la forme générale, lorsque toutes les articulations sont prises, la forme vague ou fixe selon que le rhumatisme parcourt plusieurs endroits ou occupe un seul. On a encore distingué un rhumatisme goutteux, qui ne diffère du rhumatisme ordinaire, que parce qu'il se rapproche de la marche et du siège de la goutte (36) !

Nous comprenons donc mieux le sens de la phrase finale du paragraphe ci-dessus. Le diagnostic différentiel entre goutte (hormis la localisation au gros orteil) et rhumatisme paraissait difficile. On peut donc se poser la question dans tout le texte sur les dénominations goutte et rhumatisme.

P) Les hémorroïdes

Ce n'est pas seulement par l'usage des pilules apéritives que j'ai vu arriver à S.M. des digestions glaireuses et sanglantes. La même chose lui est survenue très souvent après ces médecines, même encore dans l'état d'une pleine santé, sans n'avoir pris aucun remède, il s'est trouvé incommodé du même accident, pour l'ordinaire avec peu de douleur. Souvent, dans une bonne selle naturelle d'excréments bien figurés, une pareille glaire sanglante y paraît seule, nullement mêlée, qui nous est un indice très assuré que cette matière ne vient pas de loin, mais seulement des extrémités du gros intestin ; qu'elle n'a pas beaucoup d'acrimonie puisqu'elle a si peu de douleur, et qu'enfin ce n'est pas seulement l'effet de la délicatesse de ses parties qui se trouvent aisément blessées par les moindres remèdes, même très doux, mais encore le dégorgement des vaisseaux hémorroïdaux qui, dans un corps aussi plein que S.M, sont souvent en état de vomir quelques glaires sanglantes de cette manière... Elles apparaissent plusieurs fois dans le texte.

Et Vallot traite par *un seul lavement anodin (*sans douleur et non banal)

Q) L'otite

Le Roi jouit d'une santé très parfaite jusqu'au quinzième de juin (1683), qu'elle fut légèrement interrompue par une douleur de l'épaule droite et de l'oreille du même côté qui, n'ayant pas été excitée que par une cause extérieure, c'est-à-dire d'avoir été fort longtemps à cheval et au soleil violent de l'été qui avait fondu quelque humeur dans la tête, se passa en peu de jours par le repos et par l'évacuation d'une matière purulente et séreuse qui continua naturellement par l'oreille.

R) Les affections cutanées : dartres, poireaux

Le Roi ressentit au visage quantité de dartres vives et farineuses, avec démangeaisons et écorchure de l'épiderme. Nous avions appréhension qu'elles ne fussent de la même nature que celles qui arrivèrent à sa SM ensuite de sa petite vérole. Mais bientôt nous avons été délivrés et du mal et de l'appréhension, par la seule application de ma pommade de baume, qui m'a réussi heureusement en semblable occasion et l'incommodité s'est bientôt passée (...)

Il est bien vrai que le roi avait un poireau fort gros à la main, auquel son premier chirurgien ayant appliqué quelque remède sur mes ordres, il s'est terriblement irrité et accru qu'il en survint encore un autre tout proche du premier ; ce qu'ayant bien observé, et après avoir reçu les ordres du roi pour le délivrer de ces deux poireaux qui l'incommodaient, je fis appliquer mon huile d'or qui, en peu de temps, pénétra jusqu'aux plus profondes racines, et emporta l'un et l'autre sans douleur et sans retour.

Deux poireaux (furonculose) ou *verrue qui vient sur la peau de l'homme par une pituite fort indurée* traités en 1656-1957 par l'huile d'or sur la main.

Vraies dartres, poussée d'eczéma ou autre affection dermatologique, tout cela se résout avec *sa pommade de baume*. Cependant la précision manque car plusieurs sortes de baumes étaient utilisées : le baume de la Mecque, appelé aussi baume de Judée, le seul exporté, obtenu par ébullition des rameaux et des branches de l'arbre le baumier est un candidat. On le considérait comme un cicatrisant des lésions externes. La pommade fabriquée par l'apothicaire royal comprenait de nombreux excipients dont la graisse animale (pourceau), la cire, l'huile Rosat, diverses parties de plantes et de minéraux (38). Quant à l'huile d'or, retrouvée dans la Pharmacopée de Jean de Renou (1568-1620), ce dernier la juge fort utile dans la confection d'électuaire de *gemnis,* destinée aux *oppilations* (ou obstruction de canaux naturels) .

S) l'intoxication aux philtres d'amour ou l'Affaire des Poisons vue du côté médical

Le retour aux origines grecques du mot *pharmakon*, le remède mais aussi le poison, permet de mieux embrasser la multiplicité des intervenants de cette Affaire des Poisons, les limites ténues entre l'apothicaire, l'épicier, le botaniste rural ou l'herboriste, le charlatan, et le sorcier-voyou…

Le philtre d'amour est une potion, à base de plantes *magiques* ou *aphrodisiaques* pour faire tomber amoureux deux personnes qui le boivent. Il faut souligner que le terme aphrodisiaque ne figure dans aucun manuel de pharmacologie digne de ce nom. Par ailleurs, ces étranges potions revitalisantes, vieilles comme le monde, sont consommées par une partie considérable de l'humanité, surtout masculine, sans qu'elles n'aient jamais fourni la moindre preuve « scientifique » d'un effet spécifique. Les philtres d'amour sont plus donnés aux hommes par les femmes, destinés à conserver l'amour d'un amant et les aphrodisiaques pris plutôt par les hommes, propres à exciter le désir sexuel et à faciliter l'acte sexuel, selon le dictionnaire Robert. Les médicaments de la dysfonction érectile sur le marché depuis quelques années, ne sont pas d'actualité dans ce texte.

Si l'on peut retracer la chronologie des liaisons amoureuses de Louis, la première, Mademoiselle de Lavallière (1644-1710) se situe entre juillet 1661 et 1674, date où cette dernière entre au Carmel. La faveur de Madame de Montespan (1640-1707) débute de juillet 1667 jusqu'en 1681, avec une superposition, si l'on peut dire, de deux favorites pendant six à sept ans et l'intermède de Mademoiselle de Fontanges (1661-1681). Le règne de Madame veuve Scarron débute vers 1680, peut-être avant, Louis semant le doute volontairement et gardant plusieurs fers au feu ! L'année 1683 voit la mort de la reine Marie-Thérèse en juillet et le remariage en octobre avec Madame veuve Scarron, devenue Madame de Maintenon en décembre 1674, pour sauver l'âme du roi ! (45) Ceci nous amène à l'Affaire des Poisons, ô combien complexe, en 1679 qui a entaché une partie du règne. En 1668 débutent les premières arrestations pour empoissonnements, après un certain nombre de morts suspectes, dont la marquise de Brinvilliers (1630-1676) est l'auteur. La porte s'ouvre tout grand sur les méfaits horribles d'une nébuleuse de voyous, avorteuses, abbés dévoyés et maffieux, prêtres exorcistes, alchimistes à la recherche de l'Or, faux-monnayeurs, nobles et manants et jusqu'en 1682, fin de cette Affaire. Pour retarder leur châtiment, ces individus invoquent la Marquise de Montespan et cela a failli être opérationnel. Grâce au lieutenant de police Nicolas de La Reynie (1625-1709), les documents de l'affaire ont été conservés, Louis XIV ayant brûlé ses exemplaires en 1709. Les historiens discutent encore du rôle de la Marquise. En ce sens nous suivons l'avis de Jean Christian Petit-Fils (45) : la Marquise est responsable mais non coupable, comme d'autres en d'autres temps. Bien qu'elle soit une femme très intelligente, elle reste très humaine, presque une héroïne racinienne : tout naturellement elle cherche à discréditer ses rivales, Lavallière, de Fontanges et les autres, car Louis n'est pas avare de bonnes occasions ! Elle se méfie tardivement de la veuve Scarron, la nourrice de ses bâtards royaux, légitimés, et son amie, mais souhaite surtout conserver l'amour du roi. Elle lui a fait probablement avaler quelques philtres d'amour avec la complicité de domestiques du service de la Bouche ou lors des petites collations « nocturnes » en amoureux. Quant à vouloir l'empoisonner, la belle Athénaïs y avait tout à perdre, l'argent, la gloire et le reste (44). Sans certitude, on pourrait situer la période de prise de ces philtres par Louis, s'il y a eu prise réellement, entre 1678 et 1681, date de fin de fréquentation assidue de Madame de Montespan. Par contre, sa femme de chambre ou dame de compagnie Claude de Vin des Oeillets, dite Mademoiselle des Œillets (1637-1687), préposée à la bonne cause royale lors des indispositions de sa maîtresse et mère d'au moins une fille de Louis, Louise de Maison-Blanche (1676-1718) jamais légitimée, est bien venue chercher les potions magiques auprès de la Voisin (1640-1680) et là, tragédie racinienne oblige, aurait voulu se venger de son abandon en empoisonnant le roi (46). Mademoiselle des Œillets n'a toutefois pas été inquiétée pendant cette histoire, car De La Reynie s'est laissé submerger par l'importance des personnages interférant dans l'Affaire, Madame de Montespan une des favorites royales, l'œil attentif de Louis XIV sur fond de lutte intestine entre Louvois (1641-1691) et Colbert (1619-1683) (44). Louis XIV a préféré clore l'Affaire lui-même.

L'examen du Journal de Santé, durant le temps supposé de la prise des aphrodisiaques, ne donne pas d'éléments concluants : vapeurs, céphalées, indigestions (des signes trop banaux) qui ne font pas faire le diagnostic différentiel avec les pilules apéritives, spléniques données par le médecin et les purges diverses. Pas d'atteintes urinaires non plus avec les cantharides.

Quelle est la composition de ces philtres d'amour ? Les philtres d'amour sont pour la plupart composés de plantes ou épices, telles que la cannelle, le safran, le clou de girofle, la passiflore, rien de bien toxiques et surtout inefficaces (47). Par contre, la mandragore a bien d'autres usages que cette vertu aphrodisiaque, elle a pu être utilisée. Elle est plutôt sédative, ce qui n'est pas l'effet recherché !

La mouche cantharide, dite espagnole, est une autre affaire. La cantharidine, exsudée des articulations de cet insecte d'un beau vert cuivré, sert aux emplâtres vésicatoires pour soigner de nombreuses affections (38). Connue depuis l'Antiquité comme aphrodisiaque, son action principale est d'irriter l'urètre. Ceci provoque une forte érection et un gonflement du gland par une excitation réflexe, dont le point de départ se trouve dans les muqueuses urinaires enflammées. Les effets secondaires sont le priapisme, les urines sanglantes, vomissements et douleurs abdominales.

Les différents empoisonneurs, proches des milieux d'apothicaire, sont au fait des plantes et animaux toxiques.

Ce végétal n'est pas méchant

Quand on l'attaque, il se défend

Dit Raymond Queneau (1903-1976) dans son poème *Risques champêtres.*

Parmi les plantes, l'aconit, le laurier rose, la riciné, issu des plants de ricin sont 6.000 fois plus toxiques que l'arsenic, les champignons vénéneux, connus de tous, l'amanite phalloïde. L'arsenic, le roi des poisons, était à l'époque difficile à détecter, surtout s'il est proposé à faible dose, tout comme le cyanure, issu des noyaux de certains fruits, pépins de pommes et amandes, qui donne des troubles respiratoires. Étaient aussi utilisés les venins de serpent (cytotoxiques, neurotoxiques et myo-toxiques) et les toxines de certains crapauds du genre Bufo (47). Une tentative d'empoisonnement était dans l'air qui a échoué. Louis a échappé heureusement pour lui à cet arsenal.

Voyons sur le plan chirurgical la suite de notre observation médicale.

II) PATHOLOGIES EN CHIRURGIE

A) Une plaie cutanée à la jambe en 1666

Il s'agit d'une plaie sans gravité, mais il nous a paru intéressant de relater son traitement classique pour l'époque. À noter que Louis n'a pas accepté les appareillages et qu'il n'a pas eu de tétanos ni d'infection.

Bien que le roi jouisse maintenant d'une santé admirable, il a néanmoins été quelque temps légèrement incommodé d'une blessure qu'il a reçue à la jambe droite, sur la fin de l'année précédente, et comme la plaie avait pénétré jusqu'à la crête du tibia, la guérison a été plus longue et plus difficile, particulièrement pour n'avoir pas voulu garder un seul moment le lit, ni le repos, ni même souffrir l'appareil nécessaire en semblable occasion, ne s'étant épargné ni contraint non plus que s'il n'eut pas été blessé. Connaissant son humeur, et la possibilité de pouvoir tenir en repos, j'ai trouvé les moyens d'arrêter tout d'abord la douleur, la fluxion, et l'inflammation, sans avoir recours ni à la saignée, ni aux remèdes internes et même sans appliquer les compresses trempées dans l'onguent (...).

Ce remède, ayant été appliqué les premiers jours, a empêché toute sorte d'accident, quoique le roi ait beaucoup fait d'exercice à pied et à cheval ; mais comme l'os était à découvert en un certain endroit, on a eu besoin d'appliquer beaucoup d'autres remèdes, qui ont heureusement réussi.

Le premier s'est fait avec le plomb brûlé à ma manière, la cire jaune et l'huile d'œuf préparé dans la poêle, selon une méthode ordinaire. Le second, qui est admirable, a été composé sur mon ordre, d'huile de jaune d'œuf, l'huile et la térébenthine de Venise (38). *Enfin, après application de quelques emplâtres, S.M. a été nettement guéri de cette blessure, qui n'aurait pas duré si longtemps si S.M. s'était donné un peu plus de repos.*

B) Le bras démis lors d'une chute de cheval

Lors d'une chute de cheval, Louis se « démet le bras ». Est-ce une fracture ou une luxation du coude ?

Le dixième jour de septembre 1683, le Roi fit à la chasse une chute de cheval dans la forêt de Fontainebleau, par laquelle il se disloqua entièrement le coude du bras gauche, lequel fut remis par Mr Félix (le père), *fort heureusement, aussitôt que S.M fut revenue dans sa chambre (...). La tumeur du bras n'ayant été que médiocre, molle et indolore, pour laquelle on s'est servi, les premiers jours, d'une embrocation d'huile rosat, jaunes d'œufs, un peu de vinaigre et l'eau de plantain, et le sixième jour, la tumeur commença à noircir, et la fluxion paraissant arrêtée, l'on cessa l'embrocation, et l'on fomenta le bras, soir et matin, avec du gros vin dans lequel on faisait bouillir les balaustes, avec les baies de myrthe et les feuilles d'absinthe (...). Cependant, le Roi porta sur son bras, après avoir quitté la fomentation, un emplâtre de ciroëne (12), selon l'ordonnance dont il s'est très bien trouvé. On lui frottait le dedans du bras, tout au long du tendon resté dur et enflé, avec de la pommade faite avec les eaux de pieds de bœuf lavés dans plusieurs eaux pour ôter un peu de la mauvaise odeur, et mêlées ensuite avec un peu de pommade de fleurs d'oranger. Son bras, de jour en jour, augmentant de force, faisait peu à peu ses fonctions.*

L'écriture de Daquin nous apprend les soins chirurgicaux de base, après que *Félix père ait remis le coude du bras gauche* de Louis. La procédure chirurgicale nous est décrite : une embrocation, synonyme de fomentation, que l'on fait avec de l'huile. La fomentation est l'application d'un médicament chaud et liquide au moyen de flanelles ou de linges ployés en plusieurs doubles. Les fomentations sont destinées à remplacer les cataplasmes, dont elles n'ont pas le poids souvent incommode. Elles ont pour base ordinaire l'eau, l'huile ou le vin seul ou chargé de principes émollients, aromatiques ou autres. Le plantain employé comme astringent, en provoquant la rétraction des parties qu'il touchait, était hémostatique et cicatrisant, l'huile rosat réduit les douleurs. Le médecin ne parle pas d'immobilisation ce qui ne veut pas dire qu'il n'y en a pas eu. Puis un second emplâtre au bout de huit jours avec des balustres ou grenades, de la myrthe et de l'absinthe aux vertus anti inflammatoires, hémostatiques, rafraichissantes ; enfin un emplâtre de ciroene (un emplâtre résolutif et fortifiant, composé de cire et de safran que l'on applique sur les membres foulés ou blessés sans ouverture) (10). Quant à *la pommade aux eaux de pieds de bœufs ou veaux*, son indication prête à discussion thérapeutique car Chomel (1671-1740) classe la racine d'Arum ou pied de veau comme hépatique, hystérique, mais aussi béchique (antitussive) (38) mais l'odeur de l'Arum incommode facilement d'où le *lavage dans plusieurs eaux*. Louis a fait sa rééducation seul, *son bras de jour en jour faisait peu à peu ses fonctions*.

C) Les troubles dentaires

En 1676, sa douleur de dent s'est trouvée un peu plus opiniâtre, les ayant naturellement fort mauvaises. Souvent l'essence de girofle lui en a apaisé la douleur, quelquefois celle de thym ; mais comme elle est trop forte, elle brûle la bouche et excite l'envie de vomir, et il ne faut s'en servir que dans l'extrémité de la douleur.

1678 : le Roi allant continuellement à la chasse dans les grandes ardeurs du soleil, fut incommodé de quelques douleurs de dents auquel il est sujet ; même la joue droite et la gencive s'enflèrent, et l'abcès ayant suppuré intérieurement par l'usage d'un cataplasme fait de mie de pain et de lait, il fut ouvert avec la lancette, d'où il sortit du pus et la douleur cessa avec la tumeur.

Louis a quarante ans et il fait de toute évidence un abcès dentaire. Le cataplasme, à la mie de pain et au lait, dans une cavité sceptique n'a pas dû favoriser la cicatrisation spontanée. La question du diabète peut se poser devant un abcès dentaire si purulent.

Si l'on essaie de retracer l'histoire clinique dentaire de Louis, elle n'est pas si inconnue. Dès sa plus tendre enfance, Louis se fait connaître pour ses dents. En 1638, Anne d'Autriche a donné naissance au Dauphin Louis-Dieudonné, celui-ci est né avec deux incisives et il écorche les tétons de sa seconde nourrice, Pierrette Dufour (1618-1668) qui l'allaita quand même 18 mois. De fait, le futur Louis XIV blesse de nombreuses nourrices qui effectuent un roulement le temps de la cicatrisation des plaies. Ensuite, les dents du Roi-Soleil vont lui poser de nombreux problèmes, depuis l'âge de 38 ans (1676) jusqu'à ses derniers jours. Daquin signale des *dents naturellement fort mauvaises*, traitées traditionnellement par le clou de girofle et le thym. Clou de girofle et thym sont des antiseptiques et anti-inflammatoires naturels utilisés depuis longtemps et plutôt efficaces. Si le dentifrice était utilisé dès l'Antiquité, et bien répandu au Moyen Âge, à Versailles, il s'utilise peu, l'hygiène buccale de l'époque est loin d'être irréprochable. Deux ans après ses premières douleurs signalées, en1678, le roi fait un abcès purulent à droite qu'il faut faire inciser car le traitement médical est inefficace et quelque temps que c'est à gauche que Louis présente une infection. Aussi en1682, *l'opérateur des dents de la* Cour, lui arrache plusieurs dents sur la mâchoire supérieure gauche et là, débutent les affres de notre royal patient.

Cet *opérateur des dents de la Cour,* une sorte de dentiste ou plutôt un barbier chirurgien-dentiste est chargé d'arracher les dents sur demande du médecin ou du chirurgien, qui le méprise en général. L'art dentaire n'a pas encore pris ses lettres de noblesse, en dépit des écrits de Pierre Fauchard (1679-1761) en 1728 surnommé, à tort ou à raison, le père de la dentisterie moderne. Mais l'art dentaire est élaboré, en témoigne Guillemeau (1549-1613) en 1594, dans sa *Chirurgie Françoise* (48) :

> *Il survient aux Dents diverses maladies, lesquelles pour leur guérison requièrent la main du Chirurgien : comme être décrassées* (détartrage)*, cautérisées, limées* (limage)*, coupées, rompues, arrachées* (extraction), *remises (*réimplantation) *et liées* (contention).

Mais la technique moins performante que celle d'Abucassis (936 ou 940-1013) semble se parfaire, à la fin du 17e siècle avec Dionis (1643-1718) mais en 1715, Louis vient de mourir et

Croissant de Garengeot (1688- 1759), en 1725 avec sa fameuse clé. Louis n'a pu en bénéficier.

La concurrence des chirurgiens-barbiers orientés vers la dentisterie est rude avec les arracheurs de dents du Pont-Neuf de Paris, dont certains ont fait une carrière longue, fort rémunératrice et finalement avec des résultats thérapeutiques proches de ceux des licenciés (en médecine ou chirurgie) La vox populi fait rapidement votre réputation à l'époque. N'ayant pas de radiologie, il se pouvait parfois que l'opérateur n'enlève pas la dent malade, mais une dent saine, qu'il soit obligé de recommencer, le patient se retrouvait alors avec plusieurs dents retirées. Est-ce ce qui est arrivé à Louis ? Ce serait Charles Bois-Guérin (? - ?), encore appelé Dubois, qui aurait arraché pour la première fois des dents du roi (il s'agirait de plusieurs incisives et d'une canine). La fonction d'opérateur des dents de la Cour est peu prisée, il y a peu de dentistes royaux. Sa fonction est de « *nettoïer et couper les dents, et fournir des racines et d'opiat* (pour les douleurs*) quand le Roy se lave la bouche* ». Un trou se fait dans le palais du royal patient. Daquin dit lui-même, *toutes les dents de la mâchoire supérieure gauche avaient été arrachées. Ce trou s'était fait par l'éclatement de la mâchoire.* C'est dire l'étendue des dégâts. Du fait de la mauvaise hygiène de Louis, du manque de connaissances en antisepsie, le manque d'antibiotiques, l'endroit est septique par essence, la plaie reste ouverte et une fistule commence à apparaître (48). Maintenant son nez communique avec la bouche par une large fistule bucco sinusienne avec un écoulement de pus malodorant ou *sanie.*

D) La fistule naso-palatine ou les fontaines du Roi-Soleil. (Louis a 48 ans)

Le roi continua, les premiers jours de cette année,1685 l'usage de son liniment, pour la légère douleur de son bras droit, laquelle étant quasi entièrement passée, il cessa l'usage de ce remède pour jouir pleinement de sa santé dans le commencement de cette année, à laquelle il n'y aurait rien eu à souhaiter, si la mauvaise disposition de sa mâchoire supérieure du côté gauche, dont toutes les dents avaient été arrachées, ne l'eut obligé de remédier à un trou de cette mâchoire, qui, toutes les fois qu'il buvait ou se gargarisait, portait l'eau de sa bouche dans le nez, d'où elle coulait comme d'une fontaine. Ce trou s'était fait par l'éclatement de la mâchoire arrachée avec les dents, qui s'était enfin cariée, et causait quelquefois quelque écoulement de sanie de mauvaise odeur, d'autant qu'il était impossible de reboucher ce trou par l'augmentation de la gencive, et qu'elle ne se pouvait reproduire que sur un bon fonds, c'est-à-dire en guérissant la carie de l'os de la mâchoire quelque profond qu'il pût être. Les avis de Mr Félix et de Mr Dubois furent soutenus du mien, qu'il n'y avait que le feu actuel capable de satisfaire aux besoins de ce mal. Pour cet effet, le roi y étant résolu, l'on fit faire des cautères de grosseur et de longueurs convenables pour remplir et brûler tous les bords aussi profondément que la carie le demandait. Le dix de janvier, on y appliqua quatorze fois le bouton de feu, dont Mr Dubois, qui l'appliquait, paraissait plus las que le roi qui le souffrait, tant sa force et sa constance sont inébranlables dans les choses nécessaires, quand il s'y est déterminé.

Après cette application du feu, nous lui conseillâmes, trois à quatre fois par jour, de faire passer de la bouche par le nez une liqueur, ou gargarisme, composée d'un quart d'esprit de vin, autant d'une eau vulnéraire distillée, et moitié d'eau de fleur d'oranger, pour résister à la pourriture, faciliter la chute des escarres, et avancer la régénération de la gencive, par laquelle seule on pouvait espérer de boucher le passage, dont une partie se trouve naturelle à tous les hommes, pour le commerce de quelques petits vaisseaux qui fournissent de la nourriture aux dents et à la mâchoire où ce canal se porte de l'os crible, et dont l'autre partie s'est faite en arrachant les dents, par la violence, et formait la communication de la bouche à ce petit canal naturel. Ce qui nous obligea sitôt que nous vîmes toutes les escarres tomber, et les chairs qui commençaient à revenir, de prier le Roi de ne plus forcer le passage, et de ne pousser rien plus de la bouche par le nez, et de laisser revenir les chairs sans les contraindre. Mais ce ne fut qu'après avoir appliqué le cautère par trois fois, le premier de février, pour plus grande sécurité, et ce ne fut pas sans raison, que la carie nous parut entièrement guérie. Depuis ce temps, les chairs se sont engendrées si abondantes et si solides, que le trou de la mâchoire est entièrement rebouché, et qu'il ne se trouve plus aucun passage pour porter l'eau de la bouche par le nez.

Pour guérir le roi de sa fistule, *l'opérateur des dents* désinfecte la région à l'aide d'un gargarisme légèrement alcoolisé (esprit de vin) et surtout parfumé, plus pour le confort du dentiste que pour l'antisepsie. Puis il a recours au petit instrument à bout rond, chauffé à blanc dans un tube en argent et l'on cautérise le sinus à chaud. Opération douloureuse à faire frissonner de peur, puisqu'aucune méthode d'anesthésie locale efficace n'existait alors. Ce bouton de feu est appliqué quatorze fois par le praticien Dubois, nous dit le Journal de santé ; cette technique de cautérisation, connue depuis le Moyen Âge, que les praticiens n'aiment pas (48) vient après la démarche thérapeutique classique : la diététique, la pharmacologie et la chirurgie, quand les deux autres techniques ont montré leurs limites. La situation devait sûrement être désespérée, pour que l'on fasse appel à la cautérisation.

Citant la reconstitution paléo-pathologique de Stanis Peres et Xavier Riaud (29), qui analyse l'observation stomatologique du roi : *une communication bucco-sinusienne CBS aujourd'hui constitue un accident rare, mais possible, consécutif à une extraction au maxillaire supérieur. La CBS est fermée par des points de suture, si les lèvres gingivales de l'alvéole le permettent. Sinon il convient de décoller la gencive et la muqueuse pour créer un lambeau qui vient recouvrir la béance après suture. Des bains de bouche, des antalgiques, voire des antibiotiques si l'extraction causale a été particulièrement traumatisante sont prescrits.*

Le roi a guéri de cet accident dentaire, horriblement douloureux. Mais il est resté sans dent. Et l'on ignore l'état de sa mâchoire pendant les années qui le séparent du trépas, puisque les médecins n'ont plus jamais parlé. Cette partie du squelette n'était-elle pas suffisamment noble ? Le monarque n'était pas censé sourire, ni sur ses portraits, ni à une cour de plus en plus pressée de connaître le nom de son successeur. Le silence complaisant et calculé de Daquin rappelle que la profusion des détails dans n'importe quelle source n'est jamais un gage d'exhaustivité. En laissant de côté les dents du souverain, l'archiatre évacuait pourtant des facteurs déterminants des embarras gastriques de son patient attitré : devenu incapable de mâcher, Louis XIV avalait parfois des bouchées entières, et son appareil digestif en faisait les frais. De combien d'indigestions, de migraines et de lavements, le Roi eut-il été exempté avec une meilleure dentition ?

Reprenons la discussion sur le diabète et plus particulièrement la parodonto-pathie diabétique. La présence d'un foyer infectieux évoluant de longue date -une dizaine d'années- dans des cavités fermées et septiques, foyer aggravé par les thérapeutiques du temps (emplâtres tout aussi septiques), favorise l'apparition d'une hyperglycémie, la non-cicatrisation, la durée du traitement utile, la nécessité du recours aux moyens radicaux comme la cautérisation. Il a été, de plus, nécessaire de cautériser à plusieurs reprises avant la guérison définitive. Ceci milite en faveur d'un diabète transitoire ou purement définitif, en déduction clinique sans le secours de la biologie. Cette parodontite, la sixième complication sévère, peut-elle être qualifiée de diabétique ? Cette composante probable, bien que multifactorielle oppose des arguments positifs : l'hygiène défavorable qui ne s'est jamais améliorée avec le temps, l'âge, le sexe plutôt masculin, parfois jeune dans l'adolescence (47). Dans l'histoire dentaire de Louis, on peut imaginer que la parodontopathie soit un élément de la maladie diabète : au début la parodontite peut induire du diabète et, le diabète, plus tard, favorise l'atteinte gingivale.

En tout cas, le roi est guéri ! Il ne rejette plus son petit déjeuner par le nez. Toutefois il n'a presque plus aucune dent et celles qui lui restent sont en bien mauvais état. Un dernier chicot lui sera retiré en 1714.

On pourrait se poser la question de l'absence de prothèse dentaire chez le premier personnage de l'État. Ces prothèses, en os d'ivoire ou en ivoire de morse, sont maintenues en place par des fils d'or ou d'argent (46). Elles sont portées depuis l'Antiquité. Cependant ce matériel vieillit mal, se ternit et peut sentir mauvais. La fonction de ces dentiers n'est qu'esthétique, il faut les retirer pendant les prises alimentaires ! Peut-être tient – on l'explication de l'absence de cet appareillage chez Louis ?

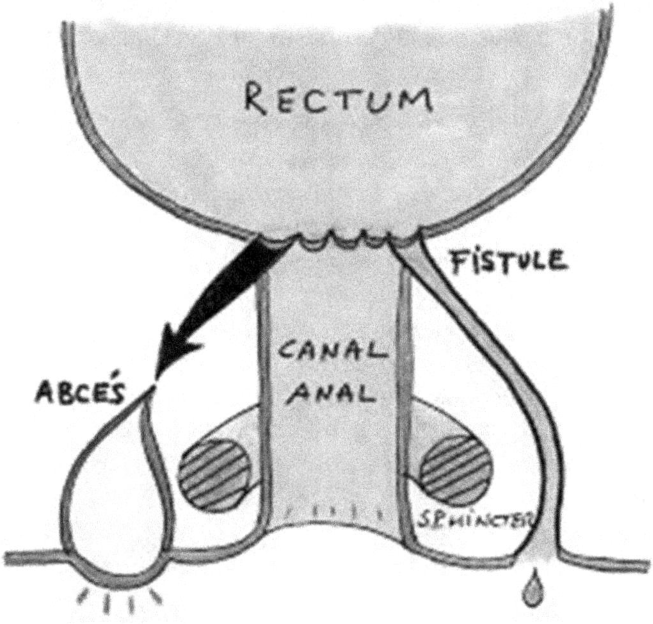

Fig. 1 : fistule anale

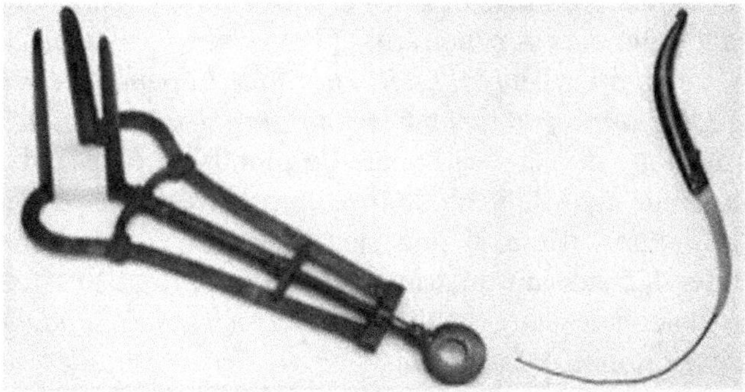

Fig 2 : écarteur (à gauche) et scalpel bistouri à la royale (à droite)
Avec l'autorisation du Musée d'histoire de la Médecine Paris.

D) La fistule anale ou la Grande Opération

Louis a 48 ans

Quasiment l'année suivante 1686, le royal patient va voir se développer un autre foyer infectieux qui va durer un an Pour une meilleure compréhension de la thérapeutique de Daquin, chaque élément du traitement sera expliqué entre parenthèses.

Cette bonne santé dont le Roi semblait jouir sur la fin de l'année dernière, ne fut pas d'une longue durée et servit de prélude à la plus fâcheuse et à la plus pernicieuse de toutes les incommodités qui ne nous donna pas moins de peine et de soins. Elle se plaignit au 15 janvier d'une petite tumeur devers le périnée, à côté du raphé, deux travers de doigt de l'anus, assez profonde, sensible au toucher, sans douleur ni rougeur, ni pulsation ; se portant fort bien du reste, et n'étant pas empêché d'aucune de ses fonctions naturelles, ni même de monter à cheval. Cependant, cette tumeur, petit à petit, parut s'endurcir et s'accroître, et, le trente et un de janvier, elle nous parut assez considérable pour presser le roi de faire quelques remèdes pour tacher à la résoudre, s'il était possible. S.M s'y résolut, et, le cinq de février, on lui appliqua des cataplasmes faits avec des farines d'orobe, de fèves, de seigle, d'orge, de graines de lin bouillies dans l'oxycart (la farine d'orge et autres, en cataplasme guérissent les inflammations et abcès, l'orge est froid et asséchant au premier degré, l'oxycras, mélange d'eau et de vinaigre est incisif, il divise les humeurs et pénétratifs) (38), *et renouvelés sur le mal toutes les cinq à six heures. Le Roi garda le lit pendant quelques jours, appliquant sur la tumeur un emplâtre de céruse cuite et de ciguë (*mélange du sous carbonate de plomb avec du carbonate de chaux dilué dans de l'eau de rose employé comme fondant, la ciguë la *cicuta* officinale pour les douleurs ? ou les tumeurs squirreuses ? froide au quatrième degré et surtout très toxique comme chacun le sait : le tout est corrosif). *Les douleurs se rendirent plus considérables le seize de février, et telles que, le Roi, ayant peine à marcher, se mit au lit. La tumeur n'augmenta pas sensiblement, mais la peau rougit tant soit peu, et la matière sembla tourner à la suppuration ; ce qui nous obligea, pour suivre les intentions de la nature, de mettre sur l'endroit qui* *paraissait tant soit peu s'élever, un plumaceau (*drain de vieux tissus *enduit de suppuratif (*ou maturatif qui favorisait la suppuration le beurre les pignons , le sel)*, et par-dessus un emplâtre de Manus Dei(*emplâtre détersif, un classique chirurgical) *; ce qui ne fut pas inutile, puisque, le dix-huit, la tumeur commença à se ramollir, et les douleurs à augmenter, comme elles ont coutume de faire dans les suppurations. On ne put point se défendre, dans cette conjoncture, d'écouter les louanges d'une toile Gaultier, ou sparadrap de Madame de la d'Aubière (*variété de pansement*), qui se fit chez les apothicaires du Roi, sur mon ordonnance, avec demi livre de gomme élémi et de térébenthine cuite dans l'eau de plantain, huit onces de cire jaune, et une once et demie de baume, ou, à son défaut, de baume du Pérou(* il ne s'agit du baume du Pérou que l'on connait, mais des contrefaçons dont Charas se *méfie (*22), (il s'agit plutôt de l'huile de noix de muscade qui coute trois à quatre fois moins ! le tout serait cicatrisant). *Et l'on ne put refuser aux instances des courtisans de mettre ce remède, qui, n'ayant pas répondu au prompt miracle que l'on s'en était promis, et n'étant pas d'ailleurs un remède de grande efficacité, ni de prompt soulagement, comme on le demande à la cour (*comme au XXIe siècle la patientèle exige un résultat rapide !)*, fut changé pour retourner au suppuratif, à la faveur duquel, sur le soir du dix-neuvième, l'abcès s'ouvrit, et, toute la nuit, ce qu'il y avait de matières plus cuites et suppurées se vida. Mais comme il en restait une portion assez considérable de dure qui n'avait pu la suivre ni se réduire à une parfaite maturité, le vingt, on y appliqua une traînée de cautères* (pastilles de potasse employées comme caustiques) *mêlés avec le suppuratif, et ce ne fut pas sans fruit, puisque par ce moyen la peau s'ouvrit davantage et donna issue à une matière plus épaisse et plus grossière qui s'écoula tout le jour et toute la nuit, et diminua la tumeur considérablement. Le vingt et un, la goutte attaqua le pied droit, avec rougeur, tumeur et chaleur, et fut assez considérable pour empêcher le roi de dormir et de mettre le pied à terre. Le vingt-deux, le roi se plaignit de lassitudes par tout le corps, et de quelques maux de tête, mais sans aucune fièvre ni émotion. Cependant la peau de son ulcère se resserrait en telle sorte qu'il ne s'en écoulait rien que quelque sérosité crue, rougeâtre et sanguinolente, et le roi passa fort bien la nuit. Mais* *comme il convenait d'ouvrir cet abcès pour le guérir à fond, s'il était possible on appliqua, le vingt-trois, sur la tumeur, deux grosses pierres à cautère* (pastilles de potasse*) et, l'escarre étant faite, on l'ouvrit avec la lancette, et il en sortit quelque matière purulente ; puis l'on pansa la plaie avec du suppuratif et de l'emplâtre de Manus Dei. La goutte devint douloureuse la nuit, et le roi la passa avec inquiétude. Le vingt-quatre, la tumeur était fort dure. Pour la fondre et ramollir davantage, l'on y mit le baume vert* (baume résolutif à base de vert de gris qui dissout les engorgements), (38) *et l'on y introduit une tente drain. Il dormit plus tranquillement, et la goutte commença à se calmer. Le vingt-six, il souffrait le pied à terre. Le vingt-sept, le pus de l'ulcère parut un peu plus cuit et plus épais. On le fomentait par-dessus le pansement avec des compresses trempées dans une décoction d'absinthe, de rose de Provins, d'écorces de grenade, de feuilles de myrthe, bouillies dans du vin rouge (*Louis a déjà eu ce traitement pour son bras démis *!!) et l'ulcère paraissant déterger, on cessa l'usage du baume vert, le vingt-huit du mois, et l'on commença les injections avec de l'eau vulnéraire (*solution alcoolisée antiseptique*). Cependant la goutte passa du pied droit au pied gauche, et revint tout à coup attaquer le pied droit.*

Le deuxième de mars, pour fondre plus puissamment la dureté de la tumeur, qui avait peine à se fondre, on quitta l'eau vulnéraire qui semblait trop sécher et endurcir, et l'on se servit du précipité rouge (poudre à base de mercure utilisée par les chirurgiens pour guérir les maladies de peau et les vieux ulcères), *dont on mêla un drachme sur demi once de suppuratif* (ou maturatif), *et l'on jeta du fondant* (remèdes qui liquéfient les humeurs coagulées et résolvent les engorgements, tels que sulfures d'antimoine, préparations mercurielles, alcalis, savons médicinaux) *tout seul dans la plaie, dont l'acrimonie rendit la nuit mauvaise et le sommeil plus inquiet. La goutte se rendit un peu plus considérable, et, le huitième, elle cessa entièrement. Cependant l'ulcère devenait douloureux et laissait écouler des sérosités par un petit sinus tirant du côté du fondement, dont on n'avait pas bien vu le fond, ce qui obligea à le découvrir dans toute son étendue. Pour cet effet, on appliqua encore quelques pierres à cautères du côté du raphé* (ligne médiane ayant l'aspect de couture au point de rencontre de fibres de deux organes symétriques) *tirant au fondement, et même on découvrit, avec la pierre infernale* (crayon de nitrate d'argent fondu), *une petite dureté, qui se prolongeait au milieu de l'ulcère au côté droit, jusqu'au-delà du raphé au côté gauche transversalement. L'escarre du cautère ayant été ouvert avec la lancette, on sonda le sinus, qui parut profond de quatre travers de doigt, et ayant introduit le doigt dans le fondement, il parut aux chirurgiens sain, point dépouillé, bien percé, et bien garni de ses chairs. On fit injection dans le sinus, avec le baume vert* (vert de gris : un acétate de cuivre, dû à l'oxydation de lames de cuivre immergées dans du marc de raisin, il n'est utilisé qu'en externe au vu de sa toxicité), *dont le roi ressentit une douleur fort piquante, et une envie continuelle et irritation d'aller à la selle ; ce qui obligea de cesser ce remède, et de se contenter du simple suppuratif, les déjections étant déjà glaireuses et sanglantes, comme elles ont coutume d'être dans les irritations. Tout se calma par la cessation de ce remède, au lieu duquel on fit injection avec l'huile de myrrhe, et l'huile d'œufs* (consolide les crevasses et les plaies) *; avec laquelle on pansa le sinus avec le digestif* (qui a la propriété de disperser les matières stagnant les tissus : térébenthine, jaune d'œuf, teinture d'aloès), *dans lequel on mêlait la cinquième partie de précipité rouge, et une tente assez grosse dont le roi ressentait souvent de cuisantes douleurs. Le dix-septième du mois, on ressouda le sinus, qui parut se remplir de chair et diminuer de profondeur, le pus étant assez épais et cuit. Le doigt étant introduit dans le fondement, il parut, par le rapport des chirurgiens, ferme, solide et de bonne attitude. Pour rendre les chairs, qui revenaient dans le sinus, plus solides, on commença à faire des injections d'eau vulnéraire, mais qui, néanmoins, de temps en temps, devenaient si sensibles, que le Roi en avait les nuits moins tranquilles, et l'on était obligé de les cesser pour quelque temps. Le vingt-quatre, la guérison de l'ulcère semblant s'avancer fort, nous prîmes résolution de purger S.M, qui se trouva fatiguée sur le soir, de langueur, bâillement et vapeur ; ce qui fut exécuté très heureusement le vingt-cinq du mois de mars, par son bouillon purgatif, dont il vida douze fois beaucoup de bile et beaucoup d'excréments ; et, le troisième du mois d'avril, le même bouillon purgatif fut réitéré, non moins heureusement,* *et le mal semblait quasi fermé et entièrement guéri, de sorte qu'à peine il y avait lieu d'y introduire une tente. Le Roi se trouvant dans cet état douteux, et n'ayant plus de douleurs aux pieds, fut se promener en carrosse. Le soir il sortit un peu. Depuis, les chairs parurent mollasses, et on y introduit aisément une sonde ; après quoi, pour sécher plus puissamment et rendre les chairs meilleures, on fit des injections avec de l'eau phagédénique* tempérée (caustique détruisant les excroissances : chlorure de mercure dans de l'eau de chaux). *L'ulcère en parut un peu plus douloureux, et le pus augmenté. Toutes les injections que l'on faisait ne sortaient pas entières, ce qui entretenait fort nos craintes et nos appréhensions. Cependant, le quinze, on eut peine à faire l'injection, et l'on se contenta de fomenter la plaie, d'où il ne sortit quasi rien. Les chairs du dedans parurent un peu dures et tuméfiées, et la guérison ne s'achevait pas, quel que soit le soin que l'on y apporta, et quelque régime qu'observa S.M. Les premier, deuxième, troisième et quatrième de mai, l'on ajouta à l'injection un peu de teinture de myrrhe et d'aloès, que l'on ôta le cinq, parce qu'il paraissait que ce remède desséchait trop ; et le sept, on ôta entièrement la tente. Le treize, le Roi fut purgé de beaucoup de glaires et de bile ; et le quatorze, il semblait que l'ulcère fut entièrement cicatrisé. Le seize, on lava la plaie avec le seul esprit de vin* (alcool issu de la distillation du vin ou tout autre breuvage fermeté), *sans aucune douleur. Cependant, ce remède attira assez de pus. Le dix-sept, la matière parut puante, et l'injection ne revint quasi pas, ce qui nous donna de grands soupçons que le boyau était percé, l'ulcère paraissant tantôt guéri et tantôt se rouvrant et vidant de la matière. Pour nous en éclairer plus clairement, on prépara une décoction de millepertuis fort rouge* (chaud et sec *hypericum perforatum* cicatrise les plaies, dissout le sang coagulé, est crédité de d'innombrables qualités thérapeutiques, ici est utilisé en test diagnostic*), dont on fit injection le vingt et un, laquelle passa dans l'intestin, et le roi s'étant mis sur la chaise* (sa chaise percée), *la rendit entière dans le bassin. Le Roi, voulant s'éclaircir davantage du lieu où était percé l'intestin, se fit introduire la sonde de la main gauche et de la main droite, le doigt, introduit dans l'intestin, rencontra le bout de la sonde à la hauteur environ de deux ou trois travers de doigt. Il sortit un peu* *de pus et de sang, et les parties voisines par l'irritation se tuméfièrent. Le Roi, pour tenter ce que pourraient faire les portions vulnéraires(* cicatrisant des plaies, considéré comme régénérant, en application locale ou per os *) bugle, sanicle, pervenche, pyrole, environ une onze, infusées dans deux livres d'eau, et bouillies jusqu'à la consomption de la troisième partie, dont la dose, tous les matins, était d'environ huit onces,* soit 84g !

Le vingt-sept, le Roi commença à monter à cheval sans aucune incommodité. Le 5 juin, il cessa l'usage des eaux vulnéraires, qui ont paru assez inutiles, et dont il trouvait son estomac chargé, et la tête un peu pleine de vapeur. Le dix-sept, S.M fut purgée de beaucoup de bile, de glaires et d'excréments, et parut se bien porter, l'ulcère ne lui faisant pas grand mal, évidant très peu de chose.

Quatre mois se passent.

Durant tout ce temps, les forces et le bon visage revenaient au Roi ; son ulcère vidait très peu de choses. Il allait à cheval assez longtemps, sans beaucoup d'incommodité, si ce n'est quelquefois qu'il se faisait quelque petit cul-de-poule (en termes de chirurgie une certaine *excrescence* de chair qui vient autour des playes d'après le Dictionnaire de l'Académie Françoise volume 2 p 330 1718) *à l'entrée de la fistule, qui se gonflait lorsqu'il y avait quelque peu de matière retenue, sans que cela l'empêchât d'aller à la chasse. On fut quelques temps à la toucher avec un pinceau trempé dans l'huile de gayac (le gayac* échauffe, incise ouvre et fluidifie les humeurs, utilisé surtout pour les maladies vénériennes syphilis et gonorrhées), *préparée par les apothicaires, et non de celle de cerf* (l'huile de corne de cerf selon Lémery fait résister aux venins). *Le cul-de-poule se consuma peu à peu ; il revint ensuite, et le Roi, qui avait résolu, aussitôt son retour de Fontainebleau, de se faire faire l'opération, comme le seul et unique remède pour guérir, cessa d'en faire aucun autre, comme inutile ou de peu de vertu. Le 30 septembre, il eut un peu de goutte, qui passa en très peu de temps. Le 2 octobre, il commença à me prendre que deux fois par jour de son fébrifuge* (du quinquina), *ce qu'il continua jusqu'au quinzième se portant parfaitement bien, et n'ayant pas ressenti le moindre mouvement de sa fièvre, depuis l'usage de ce remède. Le quatorzième de novembre, il fut heureusement purgé de son bouillon, et, de peur que quelque reste de l'humeur qui avait causé sa fièvre ne se réveillât par le purgatif, il prit du fébrifuge à sept heures du soir et à minuit, et trois jours ensuite il en prit quatre fois.*

Le 18 novembre, étant revenu à Versailles, le Roi, résolu depuis longtemps à se faire faire l'opération pour guérir de sa fistule, sans en avertir personne, que ceux qui étaient nécessaires pour une affaire d'une aussi grande importance, sur les huit heures du matin, Mr Félix, en présence de Mr le marquis de Louvois, de moi, et de Mr Fagon (Daquin oublie Madame de Maintenon ; nous nous doutons pourquoi !), *secouru de Mr Bessières, introduisit une sonde au bout d'un bistouri fait exprès, tout le long de la fistule jusque dans le boyau, qu'il joignit avec le doigt de la main droite, et, la retirant en bas, ouvrit la fistule avec assez de facilité, et ayant ensuite introduit des ciseaux dans le fondement par la plaie, il coupa l'intestin un peu au-dessus de l'ouverture et coupa toutes les brides qui se trouvèrent dans l'intestin ; ce que le roi soutint avec toute la constance possible. Une heure après l'opération, il fut saigné du bras. Il vécut d'un régime fort exact, s'abstenant de tous aliments solides, à la réserve d'une légère taille de pain dans son bouillon, le matin et le soir. Cela n'empêcha pas que la goutte n'attaquât le pied gauche du Roi, à l'orteil, avec assez de rougeur et de douleur. Toutes choses allant fort bien, sans fièvre, sans aucun dévoiement, ni aucun autre accident, lorsque le temps de la suppuration fut passé, c'est-à-dire après le quatorze, je commençais à donner au Roi un peu de pigeon dans son potage, du chapon bouilli, et du poulet gras rôti, et le soir, des œufs brouillés dans du bouillon.*

Cependant, soit par la nature du mal, soit par l'usage fréquent du cheval que le roi avait fait depuis sa fistule, l'on trouva beaucoup de peine à faire fondre et suppurer les corps calleux qui se trouvèrent tout le long de ce canal, et dans le fond de l'ulcère, qui ne demandait d'ailleurs qu'à se remplir de chairs et à se cicatriser. Comme les suppuratifs, ni le fondant de mercure précipité rouge, ne pouvaient en venir à bout, le 9 décembre et le vingt-deuxième de l'opération, on coupa ce corps dur et calleux, tout en travers par le milieu, et même assez utilement, puisque, le vingt-sept du même mois, la plaie se trouva quasi remplie, et la cicatrice faite. De telle sorte que l'on ôta les onguents et les emplâtres, pour ne se servir que de l'eau vulnéraire et de l'eau simple, et de la charpie appliquée par-dessus. Mais, d'autant qu'il restait toujours quelque scrupule de dureté dans le fond, proche de l'anus, qui pouvait être un empêchement à une guérison complète et assurée, le 1er janvier 1687, l'on scarifia assez profondément cette partie calleuse, et l'on y répandit, par-dessus les scarifications, de la poudre précipitée, qui fit une escarre assez profonde et douloureuse, que l'on fit tomber doucement avec le suppuratif.

Témoignage extra médical du marquis de Sourches (1).

Le dix-huit étant venu, et huit heures étant sonnées, on entra dans la chambre du roi, et on trouva qu'il dormait profondément, grande marque de la tranquillité de son âme, dans une occasion ou d'autres auraient eu tant d'inquiétude ! Quand on l'eut éveillé, il demanda si tout était prêt et si Monsieur de Louvois était dans son antichambre ; et, comme on le lui eut répondu que M. de Louvois y était et que toutes choses étaient prêtes, il se jeta à bas de son lit et se mit à prier Dieu. Ensuite de quoi, s'étant levé, il dit tout haut : mon Dieu, je me remets entre vos mains. Et se remettant sur son lit, il ordonna à Félix de commencer l'opération ; ce qu'il fit en même temps, en présence de Bessières, le plus habile chirurgien de Paris, et de M. de Louvois, qui tint toujours la main du Roi pendant l'opération ; car Mme de Maintenon se tenait auprès de la cheminée. Le Roi ne cria point et dit seulement : mon Dieu ! quand on lui fit la première incision. Comme l'opération était presque faite, il dit à Félix de ne le point épargner, et qu'il le traitât comme le moindre particulier de son royaume ; ce qui obligea Félix de lui donner encore deux coups de ciseaux ; ensuite de quoi, lui ayant mis le premier appareil, il le saigna du bras, et ne fut pas si heureux que dans l'opération, car il l'avait parfaitement bien faite, et il piqua un muscle du Roi.

On ne peut être qu'abasourdi devant le martyr de ce pauvre Louis XIV qui se fait opérer à vif dans une partie sensible, apparemment sans antalgique, bien que les éponges d'opium existent, en pleine crise de goutte, et qui plus est, sa saignée ratée. On peut penser que Daquin ne nous dit pas tout puisqu'il oublie Madame de Maintenon, il est assez discret sur le rôle exact du chirurgien avant et après la chirurgie. La main de Louvois tenue par Louis, il ne nous le raconte pas, a dû être particulièrement broyée....

Depuis Hippocrate, on connaissait les fistules anales (figure 1) et on les traitait d'abord par la méthode d'apolinose des Anciens, qui consiste à introduire des fils de lin et des caustiques irritant les parois du pertuis, afin d'en assurer le bourgeonnement et la cicatrisation. Galien a proposé l'usage d'un bistouri courbe, à concavité tranchante et à extrémité boutonnée, encore utilisé au Moyen Âge. À la Renaissance, d'Acquapendente (1533-1619) améliore la technique. Félix, chirurgien du roi, est un homme prudent. Il lui faut choisir entre plusieurs techniques en usage. Il invente son bistouri, dit à la royale, variante de celui de Fabrice d'Acquapendente , avec son tranchant garni d'une chape d'argent pour éviter de blesser les chairs lors de l'introduction de la lame (figure 2). Dès qu'il est assuré d'avoir à opérer le roi, il s'entraîne en se faisant la main sur divers sujets, eux-mêmes atteints de fistule. Rien n'est donc laissé au hasard. On sait que Daquin était opposé dès l'origine à l'idée d'une intervention et aurait préféré laisser faire la nature. D'autres ont organisé des expéditions de malades vers Barèges pour juger de l'efficacité des eaux thermales du lieu. Chez le roi, on peut penser que cette fistule fait suite à un abcès, lui- même secondaire à un usage immodéré du cheval comme monture de chasse, de promenade, de voyage et de guerre. Le roi lui-même met du temps à accepter l'idée d'être opéré, car on dit la Grande Opération fort dangereuse. Mais le mal est si pénible que bientôt Louis se montre moins réticent. Des bruits alarmants gagnent Versailles, Paris puis l'Europe : le roi se meurt. Monsieur de Louvois (1641-1691) poussa en faveur de l'intervention pour mettre fin à une situation douloureuse, nuisible aux affaires du gouvernement, et qui, à l'étranger, alimente trop de rumeurs. C'est sans doute au moment où le projet de cure à Barèges est ajourné que le roi s'est décidé à la chirurgie. Seules six personnes sont au courant.

Le jour choisi est le 18 novembre 1686, dans l'actuel salon de l'Œil de Bœuf à Versailles. Félix, assisté de son élève, introduit le bistouri le long de la fistule, en reconnaît l'extrémité en forme de stylet à l'aide de l'index préalablement introduit dans le rectum, le replie pour en faire un crochet, défait doucement la chape d'argent et tranche d'un coup net la fistule. L'après-midi même, Louis tient son conseil : les affaires de la France n'attendent pas.

On a vu dans le texte du journal, que les suites opératoires n'ont pas été simples. La prolifération trop rapide des berges de la plaie oblige à une mise à plat réalisée le 9 décembre. La douleur est vive comme en témoigne une lettre de Madame de Maintenon : *« le roi a souffert aujourd'hui sept heures durant, comme s'il avait été sur la roue et je crains bien que ses douleurs ne recommencent demain* ». Nulle part, on ne voit la prise en compte de la douleur, mais cela ne veut pas dire qu'il n'y a pas eu de traitement, puisque l'opéré a continué ses activités. On peut le passer sous silence. En janvier 1687, Louis se promène dans les jardins, en mars il remonta à cheval, la guérison est achevée.

Revenons au diabète : nous pouvons nous poser la question de l'aggravation de ce dernier, grâce aux thérapeutiques proposées par l'époque, l'absence d'antibiothérapie tout en sachant l'utilisation de vinaigre et d'esprit de vin dans les « tentes» (drains) du ou des *plumaceaux,* qui ont quand même un pouvoir désinfectant. Bien que l'art du chirurgien soit à peine évoqué dans le texte du Journal, que le chirurgien ait bien œuvré pour la fistule, il a fallu intervenir encore plusieurs fois en dépit de thérapeutiques agressives tels les suppuratifs, le fondant de mercure (utilisé comme antiseptique et empêchant l'adhésion des parois). Là aussi, la difficulté ou le retard de cicatrisation, la nécessité de reprendre la plaie plusieurs fois, sont assez évocatrices de diabète de type II d'autant plus que la goutte, souvent associée, évolue parallèlement.

Enfin les conséquences de cette opération sont multiples :

Sur le plan personnel, Daquin et Félix sont largement récompensés.

Sur le plan médical : le sort des chirurgiens va grandement s'améliorer et différents édits permettront de clarifier leur situation par rapport aux barbiers.

La troisième conséquence est d'ordre politique : la guérison du roi donne lieu à des manifestations de joie populaire avec actions de grâce, Te Deum, fêtes publiques, qui montrent la bonne cote de popularité du souverain.

F) Le phlegmon d'une joue

L'année 1696, Louis a cinquante-huit ans.

Le samedi 12, le Roi ayant beaucoup marché, et se trouvant las, se découvrit la nuit qui fut chaude. Le dimanche matin, il se sentit le corps brisé, le visage en feu, des douleurs passagères partout, accompagné de vapeurs. Il n'eut point d'appétit à dîner ; il eut le pouls inégal tout le jour, et un peu de fièvre jusqu'au soir. Il se couvrit, suivant mon conseil, la nuit du dimanche au lundi, sua beaucoup, d'une sueur qui marquait son linge de jour, dormit bien et se réveilla sans fièvre. Il sua encore deux fois dans la matinée, eut bon appétit, ne mangea guère, et passa la nuit couvert et tranquillement. Cependant, ce qui avait été renfermé par la transpiration supprimée, la nuit que le roi avait passée découvert, n'étant pas absolument dissipé, une fluxion se jeta sur la joue droite du roi, et l'enfla beaucoup à l'endroit des glandes maxillaires. Après-dîner, le roi ayant travaillé avec Monsieur de Pontchartrain, et encore plus le soir au retour de la promenade, eut des vapeurs, des lassitudes et de la fièvre, la joue rouge et fort enflée. La nuit s'étant passée sans sommeil, le roi garda le lit le matin du mercredi. Il dormit depuis midi jusqu'à 2h30. Il se réveilla sans fièvre; mais la tumeur augmenta le soir, et la nuit fort agitée, et le pouls du roi assez agité le matin pour connaître qu'il y avait eu de la fièvre pendant la nuit, ce que je n'avais pu observer, par ce qu'il ne me voulut pas permettre de veiller dans sa chambre. Il demeura au lit le matin du jeudi pour la messe et pour le Conseil, se leva pour dîner en particulier, ne sortit pas après-dîner, soupa peu et passa mieux la nuit, parce que l'humeur de sa fluxion éleva l'épiderme et suinta un peu, ce qui en diminua la douleur et la tension. Mais le Roi ayant voulu sortir dès le vendredi, pour aller à la messe et se promener, la rougeur s'éteignit, et la tumeur se dressait avec un renouvellement de douleur, qui rendit la nuit inquiète, et presque sans sommeil, avec de l'agitation au pouls, ce qui obligea S.M d'entendre la messe dans son lit, et, ayant dormi environ 1h30 couverte, elle sua assez abondamment. Aussitôt la tumeur s'amollit, la douleur se calma, et le Roi se trouva en état de retourner à Versailles, où il dormit tranquillement la nuit du samedi au dimanche, pendant laquelle ayant été couvert, il sua suffisamment, pour tellement désenfler la joue malade, que le lundi suivant, après une bonne nuit, la tumeur disparut entièrement.

Le premier médecin Daquin ne nous donne pas de détails sur les traitements qu'il a proposés à Louis. Il s'est contenté de le faire transpirer. Les antalgiques ne sont pas utilisés non plus. La discussion permet de militer pour une infection d'origine diabétique. Nous connaissions déjà l'état dentaire très défaillant, voire absent, du souverain plus jeune. Nous ne sommes pas étonnés, dans la suite des troubles dentaires, de l'apparition de ce phlegmon. Il a dû être particulièrement douloureux pour que le Roi, homme plutôt énergique, soit resté au lit plusieurs jours, toutefois le phlegmon n'a duré, sans antibiotique, qu'une huitaine de jours et s'est résolu.

G) L'anthrax de la nuque

Le dix-septième jour août, comme le Roi mettait sa perruque le matin, il sentit de la douleur à la nuque, où j'ai aperçu une petite pointe rouge que je reconnus d'abord pour le commence-

*ment d'un furoncle, mais, si petit que nous n'insistâmes pas à le couvrir, le roi ayant de la répugnance pour l'emplâtre de la grandeur d'une mouche de dame, que Mr Félix lui proposa. Le treize et le quatorze, cette petite pointe rouge ne parut pas davantage ; mais, le quinze, elle commença à grandir un peu, et incommoder assez le Roi pour l'obliger au retour de ses dévotions, en quittant le collet de pourpoint, à souffrir, au que Mr Félix la couvrit d'un petit emplâtre. Nous nous aperçûmes que le furoncle paraissait se former, et que la base s'élargissait un peu, ce qui continua presque au même état jusqu'à vendredi. Mais ce jour, dix-sept du mois, le Roi, ayant été après-dîner à Marly, et s'y étant longtemps exposé le cou au soleil, et ayant après demeuré fort tard au serein, se plaignit, en arrivant à Versailles, d'un poids terrible qu'il sentait sur le cou et sur les épaules, qui l'empêchait de tourner la tête. Nous trouvâmes la tumeur considérablement étendue, avec de la rougeur. Le Roi eut de l'inquiétude toute la nuit et ne dormit point. On continua le lendemain le même cataplasme qui avait été appliqué le soir, composé de pulpe d'oseille et d'oignons de lys (*maturatifs et calmants*) avec le saindoux. La tumeur parut augmenter quoi qu'il fût sorti de la pointe, qui avait marqué d'abord un peu de matière. Le Roi passa la nuit du samedi au dimanche sans fermer l'œil et garda le lit tout le jour. Je le trouvais sans fièvre, mais, craignant qu'il n'y en eu la nuit, j'obtins de S.M qu'elle me permit, et à Mr Félix, de passer la nuit dans sa chambre, ce qu'elle n'avait pas voulu, par bonté, les deux premières. Elle se passa avec la même insomnie et quinze autres encore avec, pendant lesquelles le roi eut souvent des bouffées de fièvre, ou au moins une agitation du pouls qui suivait l'inquiétude cruelle qui durait jusqu'au matin, quelquefois avec de la douleur et des élancements au cou, et souvent qu'elle fut assez considérable pour être cause de l'insomnie à laquelle la goutte, qui survint aux deux pieds, contribuait beaucoup, et à l'augmentation de l'inquiétude et de l'agitation. Le Roi s'attendait bien que le séjour au lit ne manquerait pas d'exciter la goutte, mais il était contraint d'y rester, par l'impossibilité de soutenir debout le poids de sa tumeur, qui était prodigieusement étendu et qui occupait tout le cou, d'une oreille à l'autre, de largeur de quatre grands doigts de haut en bas; épaisse de deux travers de doigt,* *avec une dureté et une rougeur épouvantables; ce qui formait une masse en carré long que l'on ébranlait tout entière, comme un morceau de chair rôtie, sans aucune apparence de fluctuation au-dedans; ce qui nous obligea à quitter le premier cataplasme et l'emplâtre de Manus dei, (*emplâtre composé d'huile, de cire, d'encens, mastic ammoniac, gomme, vert-de-gris, aristo loche : remède dans la classe des résolutifs et adoucissants, parfois aussi détersifs*) pour ne plus penser qu'à adoucir et amollir cette dangereuse tumeur, remplie d'une humeur farouche, laquelle pouvait, si on laissait irritée, causer un désordre funeste, en s'écartant vers les parties importantes voisines de la tumeur, ou en pénétrant les muscles et les ligaments des vertèbres du cou qu'elle aurait dépouillées. Je fis préparer un autre cataplasme avec la pulpe de mauves, de guimauves, d'oignons de lys, de ciguë, de téléphium* (ou grand orpin*) ,de camomille, et de liquidembar (*plante d'Amérique introduite en 1681, du latin liquidus et de l'arabe ambar pour ambre liquide, résine utilisée comme le baume du Pérou) , *très peu, sans graisse, et un emplâtre avec la litharge (plomb et cuivre), l'aimant, la térébenthine, et d'excellentes huiles, pour éviter la puanteur et l'âcreté, qu'elle contracte en vieillissant, ce qui la rend mauvaise; et voyant que cette tumeur dégénérait en un terrible anthrax, devenait érésipélateuse, suppurant dans toute sa superficie, j'en fis retrancher la térébenthine. La suppuration superficielle ayant encore diminué deux jours, une petite pointe de furoncle, qui avait cru d'abord et qui occupait le milieu de toute la tumeur, jeta un petit bourbillon, et, une autre pointe pareille en ayant jeté un semblable, il commença à sortir du pus séreux du fond de la tumeur par les deux petits trous dont ces bourbillons s'étaient détachés, qui n'étaient séparés l'un de l'autre que de l'espace d'une ligne de peau. Nous jugeâmes à propos de couper cette bride, ce qui, mettant les deux ouvertures en une, donna plus de liberté à la matière purulente de sortir. Mais différentes parties de la tumeur suppurant en diverses autres endroits, il s'y fit encore d'autres petites ouvertures par lesquels il coula une très grande abondance de pus, plusieurs jours de suite, et beaucoup de lambeaux de la membrane commune, laquelle ayant été brûlée et corrodée par l'humeur terrible de cet anthrax dans toute son étendue, s'exfolia entièrement aussi dans tout cet espace, et sortit* *avec des morceaux du pannicule charnu réduits dans l'état où sont les tranches de viande desséchées en les rôtissant. Nous nous servîmes du baume vert de Scrotère* (baume cicatrisant) *et du baume blanc de Monsieur Félix* (soit un baume vulnéraire à base de millepertuis soit à base de plomb), *pour nettoyer ce fond et pour empêcher la pourriture. Mais la grande et longue suppuration de toute la tumeur qui se fondit enfin tout entière, amincit tellement la peau, qu'il fut absolument nécessaire de la couper en croix jusqu'où elle était dénudée, le huit de septembre. Cette incision lui ayant donné lieu de se dégorger du méchant suc qui l'avait desséchée, elle se revivifia, de manière que les quatre coins s'étant nourris et épaissis, elle se rattacha sur le fond de la tumeur et s'était enfin absolument cicatrisée, sans qu'on ait été obligés d'en rien couper davantage. Le roi s'est trouvé parfaitement guéri à la Toussaint, et, ayant été purgé deux fois de suite sur la fin de la réunion de cette grande plaie, il s'est parfaitement bien porté depuis.*

Le mérite de la petite intervention revient à Georges Mareschal (1658-1736), appelé en consultation par Fagon et Félix, et qui, d'un geste, indique où pratiquer l'incision. Cette petite chirurgie est citée dans le Cours Opératoire de Pierre Dionis (1643-1718). L'ancien garçon-chirurgien, Mareschal, fils d'un simple gentilhomme irlandais, est alors en pleine ascension, Fagon a toute confiance, il l'a opéré de la taille en 1701. Le roi s'attache très vite à cet homme, qui toujours selon Saint-Simon, (3) « *était la probité et la vertu même* » et en fit son confident. Il sera nommé premier Chirurgien en 1703, et après la mort de Louis XIV, gardera son poste près de Louis XV.

La discussion sur le diabète reprend : là aussi, le diagnostic de diabète sous-jacent nous paraît évident. Certes, on pourra nous rétorquer que les traitements employés ont favorisé l'infection cutanée comme pour les épisodes infectieux précédents, mais, il semble là, qu'elle a plus que flambé pour arriver de part et d'autre du cou du roi. L'ampleur et la rapidité d'évolution sont significatives.

H) La Lithiase urinaire ou *gravelle*

En début d'année1709, débute la gravelle ou crises de coliques néphrétiques qui vont se poursuivre en mai. *Le vendredi 17 du mois de mai (1709), le roi, sans avoir eu aucun mouvement de coliques, ni de douleurs dans le rein, ni dans les conduits de l'uretère, sentit quelque chose qui l'inquiétait au col de la vessie, lui donnant l'envie d'uriner, et en même temps l'en empêchant par une espèce de picotement et de cuisson au sphincter de la vessie. Cela dura assez pour obliger S.M. à se lever de dessus sa chaise, mais, s'y étant remise après quelque intervalle, elle sentit passer quelque chose dans l'urètre avec l'urine qui vint abondamment, et je trouvais au fond un petit peloton de sable de la grosseur d'un grain de blé et de sa figure, qui s'écrasa aisément entre les doigts, comme un sel à demi fondu, sans rien laisser qui parût véritable grain de sable. Le roi ne s'aperçut d'aucune impression du passage de ce petit amas et même, le 23 du même mois, j'en trouvai un plus petit dans son bassin, qui avait coulé avec l'urine sans que S.M. l'eût remarqué. Mais à trois jours d'après, 27 du mois, travaillant avec Monsieur de Chamillart, il sentit à diverses reprises des envies pressantes d'uriner sans le faire, ou peu à chaque fois ; il parut, vers le soir seulement, quelques grains de la même matière dans l'urine, qui disparaissaient entre les doigts. Et le lendemain matin, le roi, s'étant mis sur sa chaise, en sortant du lit, pissa beaucoup et rendit, sans peine et sans l'avoir presque senti, un peloton aussi gros et un peu moins long que le premier du 17 du mois, et plusieurs petits grains de sable de même nature, dispersés du bassin. Le lundi 3 de juin, il se trouvera encore un petit grain dans le fond de son urine, sorti sans avoir été senti.*

Le reste de l'année, le roi continuera d'éliminer régulièrement des calculs le plus souvent asymptomatiques ou à peine. Ainsi le 26 juin : *S.M. sentit, en voulant uriner, vers les quatre heures de l'après-midi, quelque chose qui piquait le col de la vessie, et elle jeta ensuite avec l'urine trois petit grains de la grosseur d'une tête d'épingle. Le soir, avant son souper, le roi sentit un pareil picotement au même endroit, causé par un semblable grain de sable, qui sortit avec l'urine sans peine et sans aucune cuisson après avoir rendu.*

Ces épisodes se renouvellent au moins quatre fois en juillet. Le roi est traité par purgation, ce qui n'empêche pas les récidives deux fois en juillet puis au mois d'août à Marly. Après une courte période de latence jusqu'au 23 octobre *où le roi sentit plus de coliques et ensuite de l'irritation au col de la vessie et au bout de l'urètre, sans qu'il parût autre chose qu'un fort petit peloton de sable dans ses urines,* les épisodes de coliques néphrétiques et de dysurie se multiplient, *le 25, coliques en se promenant à Marly.*

Enfin tout le mois de novembre et une partie du mois de décembre, les émissions de calcul ne vont pas cesser. Jusqu'à la fin de sa vie, Louis émettra encore quelques *pelotons avec plus ou moins d'irritation de la vessie de sable* des crises de coliques néphrétiques accompagnées souvent d'hématuries.

La colique néphrétique, encore appelée colique graveleuse, est rapportée à un *esprit lapidifique*, transformant les aliments chauds et secs en pierre. Les douleurs elles-mêmes sont rapportées à une pituite attachée aux uretères, mais aussi aux *vents qui s'insinuent dans les cavités, aux grumeaux de sang ou de pus qui y abondent dans les reins ou autres parties.*

Les crises sont traitées par l'huile d'amande douce, le laudanum, la cendre de coq ! Le sang et l'urine de bouc sont également efficaces, la poudre de cloportes ou l'huile de scorpion. On sait que l'hématurie est d'origine rénale lorsqu'elle est mélangée à de l'urine, par-contre lorsqu'elle est pure, elle provient de la vessie.

Après la crise, on admet qu'il faut faire uriner le patient.

Se termine alors le Journal de Santé en 1711.

III) LE DIAGNOSTIC DU DIABÈTE DE TYPE II

A) Que savons-nous d'un DNID en 2021 ?

L'OMS, dans la dernière révision des critères diagnostiques en 1999, indique que le diagnostic du diabète (affection métabolique caractérisée par la présence d'une hyperglycémie chronique) peut être retenu dans plusieurs situations différentes :

Présence de **symptômes cardinaux** de diabète (polyurie, polydipsie, amaigrissement)

Glycémie à jeun supérieure à 1,26 g par litre

Les facteurs de risque du diabète de type II sont reconnus de longue date :

Le **surpoids ou l'obésité** surtout si la répartition abdominale de la graisse est de **type androïde**

L'**âge** supérieur à 45 ans

Les antécédents familiaux (fratrie ou parents) de diabète de type II

Les antécédents **de diabète transitoire** ou lors de stress

La **pression artérielle** supérieure à 140.90 (49).

La présence **d'un syndrome d'apnée du sommeil**

L'intoxication tabagique : elle favoriserait la survenue du diabète de type II de 37% à 44% et a un potentiel de nuisances cardio-vasculaires propre, additionnel.

Nous ne reviendrons pas sur l'ensemble des complications générées par le diabète de type II, tant sur le plan micro - vasculaire que sur le plan macro-vasculaire. Ce sont ces complications qui nous ont orientées vers le diagnostic de diabète de type II chez Louis XIV (12).

Au vingt et unième siècle, la grande étude britannique UKPDS (United Kingdom Diabetes Study) (49) nous donne la prévalence des lésions tissulaires au moment du diagnostic des patients, entrant dans l'étude, à un âge moyen de cinquante-neuf ans. Si 21 % des patients avaient une rétinopathie diabétique et 23 % avec des signes cardio-vasculaires, que nous ne pouvions pas diagnostiquer dans les temps anciens, 21 % avaient des signes de neuropathie et d'artérite des membres inférieurs, une situation pré-gangrène diabétique.

B) Que savons-nous d'un DNID en 1715 ?

Nous l'avons dit plus haut, pour les médecins de l'époque, le diabète est une maladie rare, urinaire et le diagnostic n'est évoqué à aucun moment par les médecins, ni par les serviteurs observateurs. Toutefois Mareschal, un praticien expérimenté et observateur, a-t-il subodoré le diagnostic, et la gangrène sur un terrain particulier pour l'époque, quand il en parle à Mme de Maintenon : on ne le saura jamais…

Pour nous, au vingt et unième siècle, Louis XIV présente tous les facteurs de risque potentiel du diabète :

Le **surpoids** avec la répartition abdominale de la graisse (voir les représentations picturales selon les âges et la cire de fin de vie des Musées de Versailles et les écrits de la Palatine).

L'**âge** avec un âge de début vers 50 ans.

L'**hypertension artérielle.**

Les **phénomènes infectieux récidivants** que nous avons déjà listés auxquels s'ajoutent plusieurs furonculoses dès 1683.

L'état dentaire qui évoque une **parodonto-pathie** diabétique.

Des signes de **neuropathie végétative** avec une hypersudation nocturne retrouvée à plusieurs époques, à ne pas confondre avec les sudations « forcées » par Fagon et une polyurie lors de dernières années de la gravelle avec émission d'urine *sans sentiment.*

Un **syndrome d'apnée du sommeil** devant les troubles du sommeil, la fatigue progressive, plus difficile à argumenter.

Le **tabagisme** : bien que le tabac eut été ramené d'Amérique, puis par l'ambassadeur français au Portugal Jean Nicot (1530-1600) à la reine Catherine de Médicis (1519-1589) et que toute la haute société prise ou fume à Versailles, Louis XIV déteste les odeurs de tabac, poudre sternutatoire, qui le fait éternuer constamment. Il interdit donc de fumer, de priser devant lui, suivant l'avis autorisé de son médecin Fagon, ardent détracteur de la plante, mais qui prisait régulièrement ! Toujours à cours de devises, Louis ne renonce pas aux bénéfices de la taxation du tabac, quand Colbert, en 1681, en instaure le monopole d'État de la fabrication. Les affaires de l'État restent les affaires ! L'anecdote de la réception de Jean Bart (1650-1702) le corsaire dunkerquois, un fumeur incorrigible, à Versailles nous conforte dans l'idée d'un tabagisme passif, auquel Louis est soumis malgré les interdictions. Toute la Cour fume en cachette, dans les appartements, les Galeries, les Jardins, à la nuit tombante !

Ha ! qu'il est doux le Ventre plein,

Prenant de fantasques postures,

De repasser la pipe en main

Dans son esprit mille aventures :

Les sourcils à demy froncez

On songe aux accidens passez

Pendant que la pipe s'allume,

Et dans un muet entretien

Il semble des lors que l'on fume

Que l'on n'a plus besoin de rien.

Eloge du tabac en fumée par Charles Perrault (1628-1703),

Le diagnostic rétrospectif de la **gangrène diabétique,** qui antérieurement a été étiquetée par les auteurs précédents, de gangrène sénile ou liée à l'artérite AOMI, est aisé et trouve ses sources dans les textes suivants.

La gangrène diabétique ou la mort du roi (1715).

Vivre est une maladie, la mort est le remède

Nicolas de Chamfort (1641-1794).

Cette partie du journal, qui n'a pas été écrite par Fagon, nous la devons aux récits conjugués de Saint-Simon (3), des frères Anthoine (2), de la princesse Palatine (4) et du marquis Dangeau.

En 1715, durant l'été, Mareschal s'alerte d'un affaiblissement et d'une menace de fièvre chez le roi. Quelle est la nature exacte de cette fièvre ?

C'est difficile à dire, mais le Premier chirurgien semble suffisamment inquiet, dès la fin de juillet 1715, pour confier à l'abbé Dubois (1656-1723) (précepteur du duc d'Orléans et futur premier ministre du même duc d'Orléans, devenu le Régent après le décès du roi), que le Roi n'en a plus pour longtemps à vivre. Ni Fagon, ni Mme de Maintenon, à qui Mareschal confie ses craintes, ne veulent rien entendre. Sans doute ont-ils en mémoire la solide constitution du roi, qui lui a permis de résister aux pires épreuves. Depuis le 12 juin, la cour se trouve à Marly. Ce qui n'était qu'une simple alerte, devient l'évidence, à partir du 9 août, lorsque le Roi s'en retourne, fatigué d'une longue partie de chasse, à laquelle il a participé en calèche légère. Le lendemain matin, il se sent la tête lourde, et Fagon lui donne une dose de carabé (autrement dit de l'ambre jaune ou succin, résine de conifères fossiles de l'époque secondaire, distillée et utilisée comme antispasmodique). De retour à Versailles, au soir, le Roi est pris d'une incommodité soudaine, n'avançant qu'à grand-peine de son cabinet vers son prie-Dieu. Néanmoins il tint Conseil. La nuit sera mauvaise.

Le dimanche onze, il mange mal, avec dégoût, mais parvient à se promener une dernière fois à Trianon. Les premières douleurs de la jambe et de la cuisse gauche apparaissent, que Fagon baptise un peu vite du nom de sciatique, et traite par une purge. Mareschal, de son côté, applique sur les zones douloureuses des linges chauds (avec quelques plantes ?). En vain.

Le soir du douze, Dangeau est frappé par l'aspect du Roi : « *il me parut en se déshabillant, un homme mort. Jamais le dépérissement d'un corps vigoureux n'est venu avec une précipitation semblable à la maigreur dont il est devenu en peu de temps ; il semblait, à voir ce corps nu, qu'on avait fait fondre les chairs* ».

Très nettement, le Roi a maigri rapidement, l'aspect est décharné ; visiblement, il est au stade de l'insulino-requérance avec asthénie signant la carence en insuline, et depuis quelques jours, un amaigrissement rapide ; on ne cite pas la polyurie ni la polydipsie qui ne sont pas toujours évidentes et non décrites ici, ce qui ne veut pas dire qu'elles n'étaient pas présentes.

Le treize, alors qu'il se rend chez Mme de Maintenon, il ressent une douleur si vive qu'il ne peut tenir debout. Mareschal remarque sur la jambe gauche une rougeur inquiétante. Fagon prescrit du lait d'ânesse, mais son optimisme d'hier n'est plus de mise. Dans la journée, le Roi assiste à la messe dans son fauteuil, et trouve encore la force de recevoir l'ambassadeur de Prusse et de présider le Conseil des Finances.

Le quatorze, il ne tient plus debout. C'est dans son fauteuil qu'il tient le Conseil des Ministres, et assiste à un concert. Pour la première fois, Fagon passe la nuit dans la chambre du Roi, avec, dans l'antichambre, tout l'aréopage des autres médecins. La nuit est d'ailleurs fort mauvaise.

Le seize, il se lève officiellement à onze heures, passe toute la journée chez Mme de Maintenon, et chacun de remarquer qu'il se plaint d'une soif inextinguible. La nuit sera fiévreuse.

La polydipsie est un autre signe de son diabète déséquilibré.

Le dimanche dix-huit, une apparence de rémission permet au Roi de tenir son Conseil des ministres (...).

Au soir du dix-neuf, l'enflure de la jambe devient évidente. Mareschal remarque « *une petite noirceur sur le coup de pied qui lui semble de mauvais augure* ». Fagon tergiverse ; aux eaux de Bourbonne, il semble préférer le quinquina pour traiter une fièvre dont d'ailleurs il discute la réalité avec Mareschal. La nuit sera meilleure.

La nécrose débute ...

Le vingt, le Roi reçoit les ambassadeurs (...), reste étendu, se fait masser et appliquer du linge sur ses membres.

Le vingt et un, à la demande de Fagon, les sommités de la faculté se réunissent et tous confirment l'utilité de la purge. Le roi garde le lit toute la journée.

Le vingt-deux, une nouvelle consultation collective a lieu ; cette fois, on recommande le quinquina et dans la nuit, le lait d'ânesse. Le Roi s'en trouve mieux et passe une bonne nuit.

Le vingt-quatre, à en croire Mareschal, la jambe est noire jusqu'au pied. Cette fois, le diagnostic de gangrène ne fait guère de doute. Les chirurgiens se réunissent. Discutent-ils de l'amputation ? En tout cas, c'est pour mieux en refuser l'indication. Mareschal, pour apprécier la profondeur de la nécrose, pratique des incisions en pleine chair ; le roi ne peut s'empêcher de pousser un cri de douleur (...). La même nuit, la douleur est si vive qu'il fait sortir les courtisans.

Lors des incisions « en surface», du fait de la neuropathie diabétique, Louis ne sent rien, puis, quand Mareschal va plus profond, « en pleine chair», le Roi se manifeste.

Le 25 août, qui est un dimanche, c'est une Saint-Louis lugubre. À son réveil, tambours et hautbois saluent le Roi sous sa fenêtre. Le soir la douleur est intense. Pour la première fois, le Roi perd connaissance pendant près d'un quart d'heure. Le pouls est mauvais. Le soir même, il reçoit l'Extrême-Onction et commence ses audiences pour d'ultimes recommandations à ses ministres et à sa famille. Il se couche après que chirurgien et apothicaire aient pansé la gangrène.

Le vingt-six au matin, à dix heures, « *on a pansé la jambe du roi, dans laquelle on lui a donné plusieurs coups de lancettes et fait des incisions jusqu'à l'os ; et comme on a trouvé que la gangrène gagnait jusque-là, il n'y a plus eu lieu de douter, même à ceux qui avaient le plus voulu se flatter, qu'elle vient du dedans et qu'on ne peut y apporter aucun remède* ». Les audiences se poursuivent : le Dauphin (le futur Louis XV), le duc du Maine, le duc d'Orléans et tous les gens de service. Dans l'après-midi, le roi classe des papiers secrets, les uns sont brûlés, les autres confiés aux ministres.

Le vingt-sept, absences et convulsions. Un certain sieur Brun, porteur d'un élixir contre la gangrène «même interne» se présente. On nommait dix gouttes dans trois cuillères de vin d'Alicante. Personne n'est vraiment dupe, pas même le Roi, mais il accepte pourtant cette dernière mascarade : « *je ne la prends ni dans l'espérance ni avec le désir de guérir, mais je sais qu'en l'état où je suis, je dois obéir aux médecins* ».

Le vingt-huit, la gangrène atteint le genou. Le roi continue l'élixir du sieur Brun. Madame de Maintenon quitte Versailles, pour rejoindre Saint-Cyr. La fin est proche.

Pourtant le vingt-neuf, la cour espère encore : Brun est admis dans la chambre royale, aux côtés des représentants de la Faculté. À chaque prise, son élixir redonne un peu de force au Roi. Mais le soir même, en défaisant les pansements, chacun constate les progrès de la gangrène. Le Roi du reste tombe dans un coma vigile. Brun disparaît de l'horizon de Versailles, ajoutant son nom à la longue liste des Charlatans des Grands de ce monde, liste loin de se clore !

Le trente, les troubles de la conscience persistent, entrecoupés de brèves périodes de lucidité où le Roi récite des prières.

Le trente et un, on lui fait lire la prière des agonisants.

Le 1er septembre, à huit heures un quart du matin, le Roi expire.

Les médecins, qui, aux derniers jours, avaient cédé la place aux prêtres, vont retourner une dernière fois, auprès du Roi pour l'autopsie.

L'autopsie est pratiquée sous la direction du doyen de la faculté, Jean-Baptiste Doye. La lecture de son procès-verbal donnera lieu à une séance solennelle, tandis qu'après la dissection, tous les médecins se réuniront pour participer à un magnifique repas… la vie continue, le Roi est mort, vive le Roi !

IV) ESSAI DE TABLEAU GÉNÉALOGIQUE DES BOURBON-HABSBOURG

Dans cet arbre généalogique, les diabétiques reconnus sont signalés en rouge les non-diabétiques en noir. Le point d'interrogation marque le doute sur le diabète.

CHARLES QUINT goutte et diabète (12)

PHILIPPE II goutte, diabète ? (50)

PHILIPPE III état maladif, mort de déshydratation (50)
diabète ?

HENRI IV = MARIE DE MEDICIS (12) obésité + diabète ?

LOUIS XIII (goutte) GASTON D'ORLÉANS accident vasculaire cérébral diabète ?
Anne d'Autriche

LOUIS XIV diabète (12) HTA goutte, gangrène

PHILIPPE D'ORLÉANS AVC, obésité, HTA, diabète ?

LOUIS LE GRAND DAUPHIN obésité

LOUIS XVI pré-diabète (12)

MARIE CLOTILDE DE SAVOIE Gros-Madame obésité, diabète ?

LOUIS XVIII obésité, diabète, SAS, gangrène (12)

Fin des Bourbons

CONCLUSION

L'histoire clinique des nombreuses maladies du roi Louis XIV est riche et passionnante à bien des égards. Patient socio-économiquement favorisé, plutôt trop bien nourri, à l'hygiène convenable pour l'époque, avec un collège de médecins et chirurgiens à sa disposition, Louis a vécu soixante-dix-sept ans : il faisait donc partie des 1% de la population encore vivante à cet âge (48) Patient, il a subi les mêmes épidémies que ses sujets (rougeole, variole, fièvres diverses: de Grandes Tueuses).

La recherche des arguments en faveur du diagnostic du diabète de type II, et la gangrène finale du Grand Roi constituent des éléments conséquents de ce travail, qui devrait être poursuivi plus finement chez les ancêtres des Bourbons et Habsbourg.

La lecture des divers Journaux nous montre l'évolution de la pratique médicale dans une certaine catégorie sociale (on dira très privilégiée) du XVIIe siècle, la sémiologie assez figée, les moyens techniques en chirurgie souvent rudimentaires et bien sûr les thérapeutiques médicales et chirurgicales ; le raisonnement notamment en chirurgie paraît plein de bon sens, malgré des préparations pharmaceutiques pour le moins étonnantes prescrites par des médecins, pleins de bonne volonté, mais enfermés dans leurs dogmes. Ceci nous permet de toucher du doigt le progrès somme toute considérable de l'art médical et notre chance de vivre au XXIe siècle malgré le mauvais tour que la Covid nous a joué en 2020. La relation médecin-malade royale sur la fin de la vie de Louis s'est apaisée : il est devenu moins réfractaire au corps médical.

L'alliance médecin-historien gagnerait en l'étude de l'Histoire de la Médecine. En effet, s'il est difficile au médecin de se référer aux faits historiques et de les corréler, il est parfois hasardeux à l'historien de prononcer des diagnostics médicaux assurés et différentiels ; il est vrai que jusqu'à une période récente, on s'intéressait de manière confidentielle, aux maladies des grands hommes.

ANNEXE

Louis XIV (1638-1715) ou les tribulations dentaires du Roi Soleil

Xavier Riaud[2]

Un diabète non équilibré voit l'état bucco-dentaire s'étioler inexorablement. Les défenses immunitaires sont affaiblies et les infections explosent plus facilement que chez une personne saine. Les caries se développent plus aisément. Les gingivites et les parodontites également. Elles aboutissent à la perte inexorable des dents. Louis XIV a connu ces problèmes et a vu progressivement ses dents disparaître suite à de nombreuses infections dont ses médecins ont relaté chaque épisode. Voici un rappel historique des faits.

Le Dauphin a du mordant

À sa naissance, le petit Louis est, semble-t-il, pourvu de deux incisives. Dans une lettre de 1638 à Oxenstiern, Hugo Grotius (1583-1645), le célèbre juriste des Provinces-Unies (anciennement les Pays-Bas), témoigne de la voracité de l'enfant et des douleurs aux seins des nourrices, déchirés par le petit Dauphin denté (Grotius, 1687).

Dans sa jeunesse, le menton de Louis (Cabanès , 1928) est fort et les mâchoires sont prononcées, mais régulièrement dessinées. Les lèvres sont grosses avec une inférieure proéminente. *« L'ensemble de la bouche dénote un grand fond d'orgueil, tempéré par la galanterie chevaleresque qui domina longtemps la cour du Roi-Soleil. »* Jusqu'à 38 ans, le roi n'a jamais eu à se plaindre de ses dents. Dubois son dentiste d'alors, rapporte que

[2] Docteur en chirurgie dentaire, Docteur en épistémologie, histoire des sciences et des techniques, Lauréat et membre titulaire de l'Académie nationale de chirurgie dentaire, membre libre de l'Académie nationale de chirurgie.

l'essentiel des soins apportés s'est résumé en de simples pratiques d'entretien de la bouche.

Vallot, D'Aquin et Fagon

L'honneur de soigner la bouche royale est partagé entre le premier médecin, le premier chirurgien et l'opérateur des dents de la Cour qui n'intervient que pour effectuer les extractions (Lamendin, 2000).

Vallot, D'Aquin et Fagon sont les médecins qui se sont succédé au chevet du roi tout au long de sa vie. Le *Journal de Santé de Louis XIV* est leur journal écrit en soignant leur royal patient.

Premières douleurs dentaires

Le 16 avril 1676, Louis XIV part pour la campagne des Flandres (Vallot & al., 2004). Au cours de celle-ci, pour la première fois, semble-t-il, se manifestent *« des douleurs des dents, assez opiniâtres, par une fonte et fluxion du cerveau sur ces parties... »* De retour à Saint Germain après le 8 juillet, D'Aquin signale que : *« ... Sa douleur des dents s'est trouvée un peu plus opiniâtre, les ayant naturellement fort mauvaises. Souvent l'essence de girofle lui en a apaisé la douleur, et quelquefois celle de thym ; mais comme elle est trop forte, elle brûle la bouche et excite l'envie de vomir, et il ne faut s'en servir que dans l'extrémité de la douleur. »*

A partir du mois de septembre 1678, le roi est à Fontainebleau. D'Aquin (Vallot & al., 2004) affirme que : *« Le roi allant continuellement à la chasse dans les grandes ardeurs du soleil, fut incommodé de quelques douleurs de dents, auxquelles il est sujet ; même la joue droite et la gencive s'enflèrent, et l'abcès ayant suppuré intérieurement par l'usage d'un cataplasme fait de mie de pain et de lait, il fut ouvert avec la lancette, d'où il sortit du pus, et la douleur cessa avec la tumeur. »*

Une communication bucco-sinusienne…

Suite à des extractions au maxillaire gauche, D'Aquin (Vallot & al., 2004) laisse entendre que son altesse aurait développé à cet endroit, une communication bucco-sinusienne.

Pour l'année 1680, de retour à Saint Germain pour les fêtes de mariage du Dauphin, le médecin signale qu'à partir du mois d'avril, son altesse *« après les fêtes de Pâques, pour laquelle il usa de sirop d'abricot délayé dans de l'eau de fontaine, ne pouvant user d'eau d'orge de tablettes de guimauve, de celles de cachou, de sucre rosat, dont il cessa pareillement l'usage, parce que les sucreries lui faisaient mal aux dents… »*

…cautérisée par des boutons de feu

En 1685, au mois de janvier, le roi ne sort presque pas de ses appartements. D'Aquin affirme que sa santé est excellente en ce début d'année, *« …si la mauvaise disposition de sa mâchoire supérieure du côté gauche, dont toutes les dents avaient été arrachées, ne l'eût obligé de remédier à un trou dans cette mâchoire, qui, toutes les fois qu'il buvait ou se gargarisait, portait l'eau de sa bouche dans le nez, d'où elle coulait comme une fontaine. Ce trou s'était fait par l'éclatement de la mâchoire arrachée avec les dents, qui s'était enfin cariée, et causait quelquefois quelqu'écoulement de sanie (matière purulente) de mauvaise odeur, d'autant qu'il était impossible de reboucher ce trou que par l'augmentation de la gencive, et qu'elle ne se pouvait reproduire que sur un bon fonds, c'est-à-dire en guérissant la carie de l'os de la mâchoire quelque profond qu'il pût être. Les avis de M. Félix et de M. Dubois furent soutenus du mien, qu'il n'y avait que le feu actuel capable de satisfaire aux besoins de ce mal. Pour cet effet, le roi y étant résolu, l'on fit faire des cautères de grosseur et de longueur convenable pour remplir et brûler tous les bords aussi profondément que la carie le demandait. Le 10 de janvier, on y appliqua quatorze fois le bouton de feu, dont M. Dubois, qui l'appliquait, paraissait plus las que le roi qui le souffrait, tant sa force et sa constance sont inébranlables dans les choses nécessaires, quand il s'y est déterminé.*

Après cette application du feu, nous lui conseillâmes, trois ou quatre fois le jour, de faire passer de la bouche par le nez une liqueur, ou gargarisme, composé d'un quart d'esprit de vin, autant d'une eau vulnéraire distillée, et moitié d'eau de fleurs d'oranger, pour résister à la pourriture, faciliter la chute des escarres, et avancer la régénération de la gencive, par laquelle seule on pouvait espérer de boucher le passage, dont une partie se trouve naturelle à tous les hommes, pour le commerce de quelques petits vaisseaux qui fournissent de la nourriture aux dents et à la mâchoire où ce canal se porte de l'os cribleux, et dont l'autre partie s'était faite en arrachant les dents, par la violence, et formait la communication de la bouche à ce petit canal naturel. Mais ce ne fut qu'après avoir encore appliqué le cautère par trois fois, le premier de février, pour plus grande sûreté, et ce ne fut pas sans raison, que la carie nous parut entièrement guérie. Depuis ce temps, les chairs se sont engendrées si abondantes et si solides, que ce trou de la mâchoire est entièrement rebouché, et qu'il ne se trouve plus aucun passage pour porter l'eau de la bouche par le nez (Vallot & al., 2004) »

Il en résulte un mouchage important et une odeur particulière...

Cette guérison si elle suscite la joie du monarque et de ses proches, n'est pas exempte d'effets secondaires regrettables comme un mouchage important qu'il conserve jusqu'à la fin de ses jours, mais aussi « *une odeur forte et quasi cadavéreuse dans les mucosités qu'il mouchait...* »

D'Aquin ne s'en émeut pas et pense que cette odeur provient des chairs cautérisées. Pour le médecin, elle doit disparaître et de fait, c'est ce qui se produit en fin d'année.

Tribulations dentaires du Roi Soleil

Le 4 janvier 1688, Louis XIV est à Fontainebleau (Vallot & al., 2004). Ce jour-là, « *sans aucune douleur de dents considérable, la joue gauche enfla un peu ; ce qui se dissipa en deux ou trois jours, sans lui causer aucune incommodité qui l'ait empêché d'agir.* »

En 1689, le 26 et le 27 juin 1689, le roi a mal aux dents. Chose étonnante, il semble que son mal soit la conséquence d'un rhume qui une fois guéri, voit les maux de dents disparaître. En fait, lorsque les racines dentaires baignent dans les sinus maxillaires attenants, il est fréquent lors d'un rhume, d'avoir des lourdeurs aux dents si vives qu'elles en génèrent des douleurs. Ces deux jours donc, *« le roi se plaignit du mal de tête, avec pesanteur, contre son ordinaire, non sans quelque soupçon de fièvre, qui se dissipa bientôt, ayant observé que c'était l'effet d'un rhume et d'un catarrhe à la tête, qui, ayant pris son cours par le nez, excita un peu de douleur à la mâchoire supérieure, et fit cesser en même temps et le mal de tête et la pesanteur. »* Le lendemain, tout est rentré en ordre (Vallot & al., 2004).

En 1696, le 15 mai, Louis-Dieudonné est à Marly (Vallot & al., 2004). Une fluxion de la joue droite alite le roi. *« Cependant, ce qui avait été renfermé par la transpiration supprimée, la nuit que le roi avait passé découvert, n'étant pas absolument dissipé, une fluxion se jeta sur la joue droite du roi, et l'enfla beaucoup à l'endroit des glandes maxillaires. »* Le soir de retour de promenade, il présente *« la joue rouge et fort enflée. »* Le lendemain, il reste au lit. Il se réveille sans fièvre, *« mais la tumeur augmenta le soir, et la nuit fort agitée, et le pouls du roi assez agité le matin pour connaître qu'il y avait eu de la fièvre pendant la nuit, ce que je n'avais pu observer. »* Le jeudi, le roi reste au lit et y règle les affaires courantes. La nuit suivante se passe mieux *« parce que l'humeur de la fluxion éleva l'épiderme, et suinta un peu, ce qui en diminua la douleur et la tension. »* Le vendredi, *« la rougeur s'éteignit, et la tumeur se durcit avec un renouvellement de douleur, qui rendit la nuit inquiète et presque sans sommeil, avec de l'agitation au pouls, ce qui obligea son altesse d'entendre la messe dans son lit, où ayant dormi environ une heure et demie couverte, elle sua assez abondamment. Aussitôt, la tumeur s'amollit, la douleur se calma, et le roi se trouva en état de retourner à Versailles, où il a dormi tranquillement la nuit du samedi au dimanche, pendant laquelle ayant été couvert, il sua suffisamment pour tellement désenfler la joue malade et le lundi suivant, après une bonne nuit, la tumeur disparut entièrement. »*

Un ultime chicot

Louis XIV revient à Marly en cette fin février 1707 après quatre mois d'absence (Vallot & al., 2004). Le mercredi 9 du mois de mars, Fagon signale que : *« le roi ayant un peu tourmenté le chicot d'une dent d'en bas, dont la pointe l'incommodait, pour tâcher de la tirer, et ne l'ayant pu faire qu'avec trop de peine, le laissa ; mais, le soir, il y sentit de la douleur et de la dureté, et le matin, il y parut de la rougeur qui s'augmenta, et la tumeur avec elle. Elles gagnèrent ensemble tout le tour de la mâchoire inférieure où se forme le menton, avec une dureté assez considérable. Ce qui fut accompagné de douleur et de pesanteur au derrière de la tête, au col, à l'épaule gauche, au bras droit vers l'articulation de l'épaule, et un peu de mal de gorge. L'ébranlement du chicot avait donné occasion au mouvement de l'humeur qui se répandait sur tous les endroits où S. M. (Sa Majesté) sentait de la douleur. (...) Mais le roi s'étant relevé la nuit, un peu après une heure, pour faire une grande selle mêlée d'humeurs écumantes, et ayant sué considérablement le reste de la nuit, étant bien couvert comme je l'avais pressé de l'être, à son réveil la rougeur parut amortie, la tumeur amollie, et la douleur de la tête, du col, des épaules et des bras, diminuée.*

Le mercredi suivant, 16 du mois, le roi se fit tirer le chicot, qui sortit presque sans douleur, et tous les accidents cessèrent, (...). Le roi a seulement ressenti quelques pesanteurs de tête, que différentes occasions de se morfondre lui causent le plus souvent, et qui se terminent aussi fréquemment par un rhume qui le fait moucher et cracher sans presque tousser que de la gorge. »

Derniers jours du Roi

Les dents du roi étaient si mauvaises qu'elles étaient extrêmement difficiles à extraire. Elles résistaient tellement que Dubois (Cecconi, 1959), son opérateur pour les dents, a inventé un élévatoire approprié au contexte royal, qui a reçu des éloges du chirurgien Dionis lui-même.

Il semblerait que la dernière dent enlevée à Louis XIV l'ait été l'année de son décès. Rien n'est moins sûr. Son *Journal de Santé* s'interrompt en 1711 (Vallot & al., 2004).

Dans les derniers moments de la vie de cet illustre personnage, c'est Forgeron qui lui fournit l'essentiel des racines et opiats pour nettoyer sa bouche.

Le Roi-Soleil ne fera jamais remplacer ses dents absentes.

Dans ses derniers jours, alors qu'il souffre d'une gangrène de la jambe qui le condamne, Louis XIV est pris d'une sécheresse buccale intense, sa langue étant plus touchée que les autres muqueuses (Pérez, 2006).

Souffrir pour expier ses fautes...

Nombreux étaient les imprimés consacrés au soulagement des souffrances par une forme d'ascèse et de résignation laissant finalement peu de place au confort du malade. En utilisant des exemples de personnages de l'histoire sainte, ils prétendaient aider à supporter la douleur en la relativisant à l'extrême. On pensait chasser l'angoisse en exhortant le lecteur à mépriser son corps pour échapper à ses vicissitudes. Cette souffrance absolument consentie, devenue libératrice et hautement exemplaire, devait faire office de purgation spirituelle. *« La santé chatouille votre corps et assomme vos vertus ; il la faut secouer un peu ; la lancette, le feu, le cautère, passant par votre peau, donneront jusque dans votre conscience et en feront sortir la pourriture. »*

En l'absence d'antalgiques (...), ce travail sur soi du malade pouvait sans doute l'aider à supporter l'insupportable en se réfugiant derrière le rempart de l'autosuggestion.

Il y a fort à parier que Louis XIV a lu certains de ces ouvrages et a su en appliquer les dogmes à sa personne (Pérez, 2006).

Plusieurs dentistes

Louis XIV a eu pour premier dentiste, Dupont (Lamendin, 2000), déjà celui de Louis XIII, jusqu'en 1669, mais un dénommé Pierre Beuvault l'aurait été pour l'année 1646. Par la suite, François Le Bert a assumé cette charge de 1669 à 1676, puis Charles Boisgontin (ou Dubois) de 1676 à 1708 et enfin Charles-Arnaud Forgeron à partir de 1708.

Dupont, dentiste de Louis XIII et de Louis XIV

Dupont (Lamendin, 2007), dentiste de Louis XIII, le sera de Louis XIV jusqu'en 1669. Il est surtout connu par les brochures suivantes, qu'il publia dès 1633 :

- *« L'opérateur charitable lequel montre la manière et méthode de se conserver les dents par Dupont opérateur du Roi reconnu expert pour toutes sortes de maux et accidents qui tombent sur les dents ».*

- *« Remède très véritable et très assuré pour ôter et empêcher a jamais le mal de dents sans les arracher ».*

- *« Nouveau remède contre le mal de dents consistant à extraire la dent malade et à lui en substituer une autre prise au choix du patient sur un mort ou sur un vivant ».*

Dupont fait aussi paraître : *« Approbation de MM. les Médecins, lesquels certifient à toutes personnes que l'on peut redonner de vraies et naturelles dents avec racines en la bouche et place de celles qui viennent d'être arrachées ; inventé et pratiqué par Dupont ».*

En voici les termes : *« Les sous-signez, Docteurs Régents en la Faculté de Médecine à Paris, Certifient avoir veu et remarqué un artifice non moins utile que rare inventé et pratiqué par le sieur Dupont, opérateur du Roy, de la Rayne Régente et de son Altesse Royale. C'est qu'après avoir arraché une Dent gastée et pourrie, il en remet et applique à l'instant en la mesme place une prise d'un autre corps humain, de pareille forme et grandeur de celle qu'il a arrachée, laquelle par son industrie y prend un tel affermissement qu'elle sert aux mesmes usages qu'une Dent qui aurait pris naissance en ce même lieu... Le présent certificat a été délivré audit sieur Dupont lequel l'a demandé pour certifier cette vérité confirmée par les seings cy-apposez ce vingt-sixième jour de Mars mil sîx cens quarante sept »* (suivent 18 signatures de médecins, dont deux l'étant de la reine d'Angleterre et deux du roi de France).

Dubois, puis Forgeron

Charles Boisgontin ou du Bois-Guérin, d'où son nom de Dubois (Lamendin, 2007), a été opérateur pour les dents du Roi-Soleil de 1676 à 1708. *« Il a soin de nettoïer et couper les dents, et fournir de racines et d'opiat quand le Roy lave sa bouche* (Ouvrage collectif, 1698). »

Il se faisait assister de son neveu Charles Arnaud Forgeron qui a assuré la survivance de la charge, en lui succédant de 1708 à 1722. Etant devenu l'opérateur habituel de la Cour, ce dernier a été par conséquent le premier dentiste de Louis XV, avant Capperon.

Le musée Tavet-Delatour possède deux dents du Roi Soleil (Portier-Kaltenbach, 2007).

Le Lièvre à la Royale

Le Roi Soleil était très friand de gibiers. Dans les derniers instants de sa vie, n'ayant plus de dents et souhaitant malgré tout continuer à en manger, il a demandé à ses cuisiniers de lui préparer un plat approprié. Ceux-ci ont créé le fameux « Lièvre à la Royale ». Sa viande fondant dans la bouche, ce plat est devenu un des fleurons de la gastronomie française repris bien des années plus tard par Paul Bocuse lui-même.

Lorsque le Roi Soleil se préparait à manger, des cérémonies compliquées présidaient à l'épreuve des aliments et des boissons qu'il absorberait, car les empoisonnements étaient redoutés. Un officier de bouche, chargé de ce soin, lui présentait quelques cure-dents, puis en essuyait les pointes avec un morceau de pain qu'il mangeait ensuite. Sa Majesté pouvait alors se curer les dents sans crainte.

Référence bibliographique :

- Cabanès A., *Dents & Dentistes à travers l'Histoire*, Laboratoire Bottu (éd.), Paris, 1928, p. 53.

- Cecconi L. J., *Notes et mémoires pour servir à l'Histoire de l'Art Dentaire en France*, L'Expansion (éd.), 1959, p. 120-121.

- Grotius Hugo, *Epistolae quotquot reperiri potuerunt (...)*, P. J. Blaeu, Amsterdam, 1687, lettre du 25 décembre 1638, pp. 490-491 et 557.

- Lamendin Henri, « Rois de France, des dentistes et l'Histoire... », in *Le Chirurgien-Dentiste de France*, 20/01/ 2000, n°968, pp. 28-33.

- Lamendin Henri, *Praticiens de l'Art Dentaire du XIVe au XXe siècle*, L'Harmattan (éd.), Collection Médecine à travers les siècles, Paris, 2007, pp. 52-56.

- Ouvrage collectif, *L'Etat de la France...*, Paris, E. Loyson, 1698, p. 179.

- Portier-Kaltenbach Clémentine, *Histoires d'Os et autres illustres abattis*, J. C. Lattès (éd.), Paris, 2007, p. 187.

- Pérez Stanis, *La mort des rois*, Jérôme Million (éd.), Grenoble, 2006, pp. 35-36, 216.

- Soulié Antoine, *Le gibier en 130 recettes*, Les Nouvelles Presses du Languedoc (éd.), Sète, 2006.

- Vallot, Daquin & Fagon, *Journal de Santé de Louis XIV*, Millon Jérôme (éd.), Grenoble, 2004, pp. 19

ICONOGRAPHIE 1

Les médecins et chirurgiens de Louis XIV

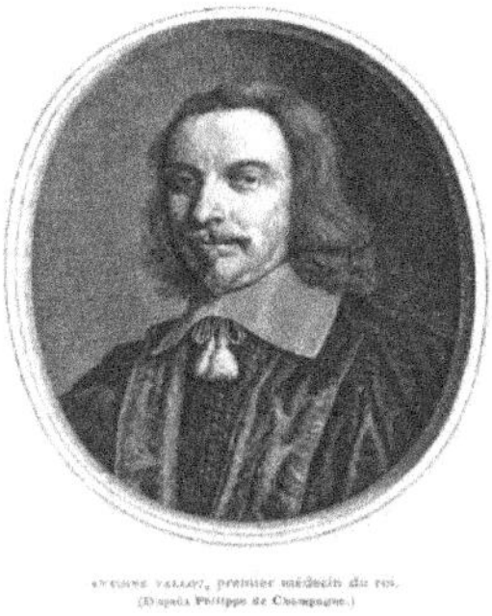

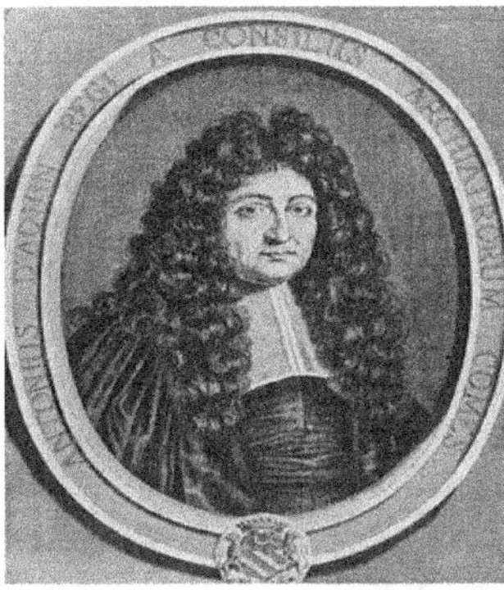

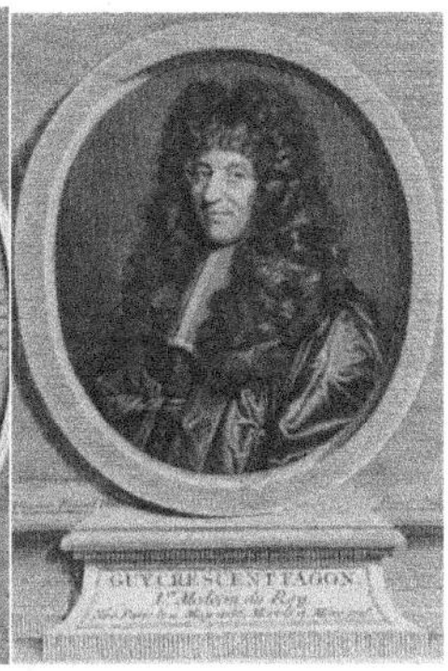

Figure 1 : Vallot

Figure 2 : Daquin

Figure 3 : Fagon

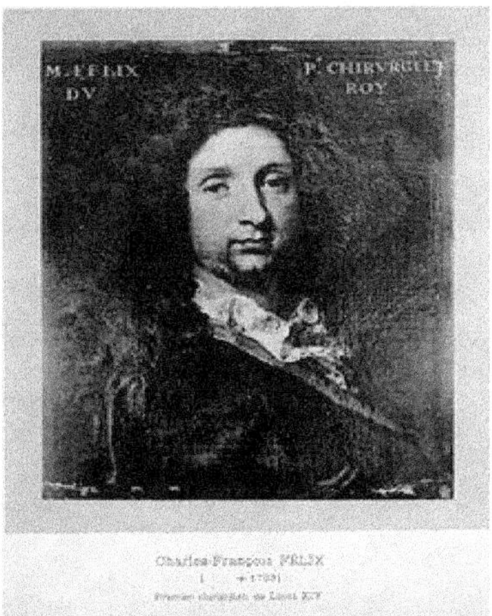

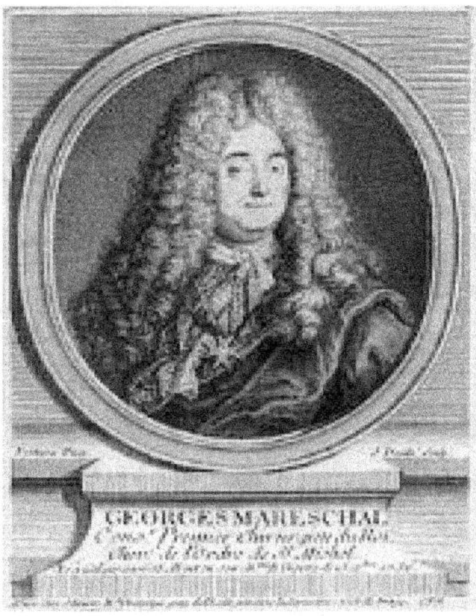

Figure 4 : Félix

Figure 5 : Mareschal

ICONOGRAPHIE 2

La saignée

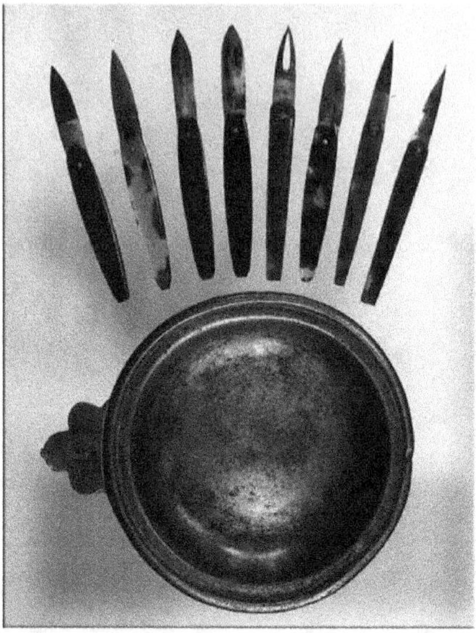

Palette à saignée et Lancettes du XVIIe siècle

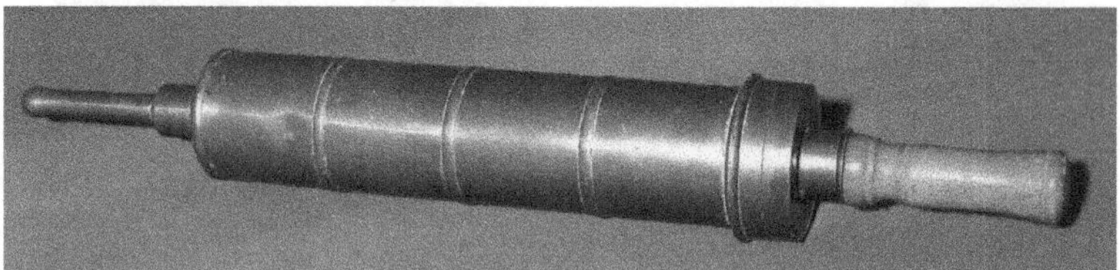

Seringue à clystère

BIBLIOGRAPHIE

1) Perez Stanis : Journal de Santé de Louis XIV, écrit par Vallot, d'Aquin, et Fagon ; édition Jérôme Millions, 2004, 345 pages.

2) Anthoine Jean et François : Le Roi se meurt. Édition critique du Journal Historique des frères Anthoine, édition du Cerf, 2015, 278 pages.

3) Duc de St Simon : Extraits des Mémoires, « *cette pute me fera mourir* » intrigues et passions à la Cour de Louis XIV, Le Livre de Poche n°31928, 2011.

4) Princesse Palatine (Charlotte-Elisabeth d'Orléans) : Lettres de la princesse Palatine ; le Temps retrouvé, Mercure de France 1985, 733 pages.

5) Perez Stanis : La santé de Louis XIV, une bio-histoire du Roi-Soleil. Éditions Champ Vallon, collection Epoques, 2007, 407 pages.

6) Dionis des Carrières : Opuscule de Rodolphe, Le Maistre, médecin du roi, né à Tonnerre Auxerre, imprimerie de la Cartellerie, 1894.

7) Millepierres François : La vie quotidienne des Médecins au temps de Molière, Hachette, 1964, 247 pages.

8) Lunel Alexandre : La maison médicale du roi, du XVIe au XVIIIe siècle, le pouvoir médical et les professions de santé, Éditions Champ Vallon, 2008, 445 pages.

9) Iselin François : Le lys et le caducée : soigner à la cour de Versailles, Éditions Perrin, 2012, 171 pages.

10) Kufferath Gérard : Sire, votre chirurgien, biographie de Maréchal, Éditions Rouff, 1974, 230 pages.

11) Dumaitre Paule et Dr Hahn André : Histoire de la médecine et du livre médical à la lumière des collections de la faculté de Médecine de Paris, Perrin Paris, 1962, 430 pages.

12) Guillon-Metz Françoise : Les Grands Diabétiques de l'Histoire, Editions Zinedi, Paris, 2017, 180 pages.

13) Dumaine Paule : Ambroise Paré, chirurgien de 4 rois de France, Perrin Paris, 1986.

14) Fauvelle : Les Etudiants en médecine à Paris sous le Grand Roi, Editeur Steinheil, Paris 1899.

15) Roger Jules : la vie médicale autrefois, Baillière Paris, 1907.

16) Ferroul Yves, Drizenko Antoine, Bourry Dominique : Médecin et Médecine ; Manuel d'introduction à l'histoire de la Médecine, Honoré Champion, Paris 2005.

17) Lafont Olivier ; Galien glorifié, Galien contesté Pharmathémes, Paris, 2011.

18) Peumery Jean -Jacques : Histoire illustrée du Diabète de l'Antiquité à nos jours, édition Da Costa, Paris 1987, 255 pages.

19) Lamendin Henri : Antoni de Leeuwenhoek (1632-1723) le microscope médical et les spermatozoïdes, L'Harmattan, Paris 2013.

20) Ducourthal Guy : la théorie des signatures végétales au regard de la Science, L'Harmattan, Paris 2017.

21) Lémery Nicolas : la Pharmacopée Universelle, Edition Laurent d'Houry, Paris 1716, 1194 pages.

22) Charas Moise : la Pharmacopée Royale Galénique et Chymique, Annisson et Posue, Lyon 1717.

23) De La Forest Marie et Françoise : À la table du Roi-Soleil, récit et recettes, Collection cuisine d'histoire, Editions du Rêve, 2017, 155 pages.

24) Michel Dominique : Vatel et la naissance de la gastronomie, Éditions Fayard 1999, 329 pages.

25) Krikorian Sandrine : les Rois à table, iconographie, gastronomie et pratiques des repas officiels de Louis XIII à Louis XVI, Le Temps de l'histoire, PUP 2013, 219 pages.

26) Levron Jacques : la vie quotidienne à la Cour de Versailles aux XVIIe-XVIIIe siècles, Hachette, 1986.

27) Vigarello Georges : Le propre et le sale, L'hygiène du corps depuis le Moyen-Age, l'univers historique, Seuil Paris, 1985.

28) Levron Jacques : Les Inconnus de Versailles, les coulisses de la Cour, collection Tempus, Perrin, 2009.

29) Peres Stanis et Riaud Xavier : le sinus naso-palatin de Louis XIV, essai de reconstitution paléo-pathologique, Histoire de la Médecine, articles HISTOIRE DE LA MÉDECINE, internet le 23/03/2018.

30) Riaud Xavier : une histoire du goût ; le « lièvre à la royale » de Louis XIV, Site internet www.histoire-medecine.fr.

31) Blüche François : Louis XIV, Editions France Loisirs, Paris 1986, 1040 pages.

32) Jusserand Jean-Jules : le sport et les mœurs au temps de Louis XIV, IN Encyclopédie de l'Agora Québec, 1998, 17 pages.

33) Orsenna Erik : Portrait d'un homme heureux, André Le Nôtre 1613-à 1700, Editions Folio, 2008, 158 pages.

34) de Vinha Mathieu : les valets de chambre de Louis XIV, Perrin Collection Tempus, 2009.

35) Challes Robert : Mémoires de Robert Challes écrivain du roi, publiées par A Augustin-Thierry Plon, 1931, 301 pages.

36) Bégin Louis-Jacques : Dictionnaire des termes de médecine, chirurgie, art vétérinaire, pharmacie, Edition 1823, BNF Hachette, 586 pages.

37) Espié M, Bonfils S, Rocquancourt de A : Diagnostic d'un nodule mammaire chez l'enfant et l'adolescent ; La Lettre de Sénologie n°63, mars, 2014, pages 16 à 19.

38) Teyssou Roger : nouveau dictionnaire mémorable des remèdes d'autrefois, Acteur de la Science, L'Harmattan, 2018.

39) Guillon-Metz Françoise : La Syphilis en 1711 à propos des nouvelles observations sur la Grosse Vérole par Antoine Boirel ; mémoire pour le D.U d'Histoire de la Pharmacie Faculté de Pharmacie, 2019.

40) Primi Visconti : Mémoires sur la cour de Louis XIV 1673-1681, collection Tempus Perrin, 2015.

41) Abbé de Choisy de l'Académie française : mémoires pour servir à l'histoire de Louis XIV, suivis de Mémoires de l'Abbé de Choisy habillé en femme, Le Temps Retrouvé, Mercure de France, 1983, 410 pages.

42) Androutsos Georges et Vladimiros Lazaros : De la gonorrhée à la blennorragie : les grandes étapes historiques in Histoire de l'Andrologie Andrologie, 2017,17 n° 2, pages 143-151.

43) Netter A, Rozenbaum H : Histoire illustrée de la contraception de l'Antiquité à nos jours, Editions Dacosta, Paris1985.

44) de Vinha Mathieu : Alexandre Bontemps, valet de chambre de Louis XIV, Collection les Métiers de Versailles, 2011.

45) Laget Mireille Luu Claudine : Médecine des pauvres au XVIIIe siècle, d'après le livret de Dom Alexandre, éditions Privat, collection Résurgences, 1984.

46) Petit-Fils Jean-Christian : Louis XIV, collection Tempus Perrin, 2008.

47) Petit-Fils Jean-Christian : l'Affaires des poisons Crimes et sorcellerie au temps du Roi-Soleil Perrin, Paris 2010, 382 pages.

48) Lemoine Céline : les plantes toxiques, Editions Jean Paul Gisserot, 2004.

49) Collard Franck et Samama Evelyne : Dents, dentistes et art dentaire, histoire, pratiques et représentations Antiquité, Moyen Âge, Ancien Régime, L'Harmattan 2016.

50) Grimaldi André : traité de diabétologie tome 1 Médecine – Sciences Flammarion 2005 430 pages

51) Perez Stanis : la goutte de Philippe II d'Espagne : maladie et politique dans l'Espagne du Siècle d'Or, in Journées D'Histoire des Maladies des Os et des Articulations Rhumatologie, pratique octobre 2019, chapitre 2 : histoires de maladies pages 23 à 24.

52) Goubert Pierre : la vie quotidienne des paysans français au XVIIe siècle, Hachette 1982, 320 pages.

OUVRAGES GÉNÉRAUX

Collard Franck et Samama Evelyne : Pharmacopoles et apothicaires ; les « pharmaciens de l'Antiquité au Grand Siècle », l'Harmattan, 2006.

Dulieu Louis : la médecine à Montpellier, tome un, le Moyen Âge, Les Presses Universelles, 1975, 386 pages.

Dulieu Louis : la médecine à Montpellier, tome deux, la Renaissance, Les Presses Universelles, 1979, 475 pages.

Gmerk Mirko : La première révolution biologique Bibliothèque scientifique Payot, Paris 1990, 358 pages.

Histoire de la médecine, de la Pharmacie, de l'art dentaire et de l'art vétérinaire. Collection dirigée par Jacques Poulet et Jean-Charles Sournia Albin Michel-Laffont, Paris 1977-1980, 8 volumes.

Saint -Simon (Louis de Rouvroy, duc de) : Mémoires Editions Ramsay, Paris, 1977, 18 volumes.

Remerciements au Dr Xavier Riaud,
à Madame Valérie Renault ;
à Régis Guillon.

TABLE DES MATIÈRES

Structures éditoriales du groupe L'Harmattan

L'Harmattan Italie
Via degli Artisti, 15
10124 Torino
harmattan.italia@gmail.com

L'Harmattan Hongrie
Kossuth l. u. 14-16.
1053 Budapest
harmattan@harmattan.hu

L'Harmattan Sénégal
10 VDN en face Mermoz
BP 45034 Dakar-Fann
senharmattan@gmail.com

L'Harmattan Cameroun
TSINGA/FECAFOOT
BP 11486 Yaoundé
inkoukam@gmail.com

L'Harmattan Burkina Faso
Achille Somé – tengnule@hotmail.fr

L'Harmattan Guinée
Almamya, rue KA 028 OKB Agency
BP 3470 Conakry
harmattanguinee@yahoo.fr

L'Harmattan RDC
185, avenue Nyangwe
Commune de Lingwala – Kinshasa
matangilamusadila@yahoo.fr

L'Harmattan Congo
67, boulevard Denis-Sassou-N'Guesso
BP 2874 Brazzaville
harmattan.congo@yahoo.fr

L'Harmattan Mali
ACI 2000 - Immeuble Mgr Jean Marie Cisse
Bureau 10
BP 145 Bamako-Mali
mali@harmattan.fr

L'Harmattan Togo
Djidjole – Lomé
Maison Amela
face EPP BATOME
ddamela@aol.com

L'Harmattan Côte d'Ivoire
Résidence Karl – Cité des Arts
Abidjan-Cocody
03 BP 1588 Abidjan
espace_harmattan.ci@hotmail.fr

Nos librairies en France

Librairie internationale
16, rue des Écoles
75005 Paris
librairie.internationale@harmattan.fr
01 40 46 79 11
www.librairieharmattan.com

Librairie des savoirs
21, rue des Écoles
75005 Paris
librairie.sh@harmattan.fr
01 46 34 13 71
www.librairieharmattansh.com

Librairie Le Lucernaire
53, rue Notre-Dame-des-Champs
75006 Paris
librairie@lucernaire.fr
01 42 22 67 13

www.ingramcontent.com/pod-product-compliance
Lightning Source LLC
LaVergne TN
LVHW010921051026
849532LV00003B/790

* 9 7 8 2 3 4 3 2 3 2 3 1 7 *